Focalização

Uma via de acesso à sabedoria corporal

Eugene T. Gendlin, Ph.D.

Focalização
Uma via de acesso à sabedoria corporal

Edição do 25º aniversário, revista e ampliada

Tradução
Carlos S. Mendes Rosa

Revisão Técnica
João Carlos C. Messias

© by Eugene T. Gendlin, 2005
Título original: Focusing, How to Gain Access to Your Body's Knowledge

1ª Edição, Editora Gaia, São Paulo 2006
3ª Reimpressão, 2023

Jefferson L. Alves – diretor editorial
Richard A. Alves – diretor de marketing
Flávio Samuel – gerente de produção
Ana Cristina Teixeira – assistente editorial e revisão
Eduardo Okuno – capa
Reverson R. Diniz – projeto gráfico
João Prudente/Pulsar Imagens – imagem de capa

Agradeço muito a inestimável ajuda editorial de Max Gunther.

Na Editora Gaia, publicamos livros que refletem nossas ideias e valores:
Desenvolvimento humano / Educação e Meio Ambiente / Esporte / Aventura /
Fotografia / Gastronomia / Saúde / Alimentação e Literatura infantil.

Em respeito ao meio ambiente, as folhas deste livro foram produzidas com
fibras obtidas de árvore de florestas plantadas, com origem certificada.

Dados Internacionais de Catalogação na Publicação (CIP)
Câmara Brasileira do Livro, SP, Brasil

Gendlin, Eugene T.
  Focalização – Uma via de acesso à sabedoria corporal / Eugene
T. Gendlin; tradução Carlos S. Mendes Rosa; revisão técnica João
Carlos C. Messias. – São Paulo : Gaia, 2006.

  Título original: Focusing.
  Bibliografia.
  ISBN 978-85-7555-108-0

  1. Emoções 2. Personalidade – Mudança 3. Psicoterapia
4. Sucesso I. Título

06-4771   CDD-158.1

Índices para catálogo sistemático:

1. Mudanças : Vida pessoal : Psicologia Aplicada 158.1

Obra atualizada conforme o
NOVO ACORDO ORTOGRÁFICO DA LÍNGUA PORTUGUESA

Editora Gaia Ltda.
Rua Pirapitingui, 111-A – Liberdade
CEP 01508-020 – São Paulo – SP
Tel.: (11) 3277-7999
e-mail: gaia@editoragaia.com.br

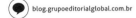

Direitos reservados.
Colabore com a produção científica e cultural.
Proibida a reprodução total ou parcial desta
obra sem a autorização do editor.

Nº de Catálogo: **2683**

Focalização

Sumário

Introdução à edição brasileira -9
Introdução à nova edição -13

primeira parte
Libere a sabedoria do seu corpo

   1. O ato interno -21
   2. Mudança -29
   3. O que o corpo sabe -51

segunda parte
A focalização

   4. O *Manual de focalização* -61
   5. Os seis movimentos de focalização e
      o seu significado - 69
   6. O que a focalização não é -83
   7. Abrindo um espaço para você mesmo - - - - - - - - - - - - - -89
   8. Se você não consegue encontrar um *Felt Sense* - - - - - - - 101
   9. Se você não consegue fazer nada mudar - - - - - - - - - - - 119

terceira parte
Pessoas ajudando umas às outras

   10. Descobrindo a riqueza nos outros - - - - - - - - - - - - - - - - - 129
   11. O *Manual de Escuta* - 135

quarta parte
Focalização e sociedade

12. Novos relacionamentos - 165
13. A experiência fora dos papéis sociais - - - - - - - - - - - - - - 173

Apêndices

a. Nota filosófica - 181
b. Pesquisa, aplicações e referências - - - - - - - - - - - - - - - - 183
c. Informações: onde se aprofundar no treinamento
da focalização ou encontrar terapias que a utilizam - - - - - 187
d. Focalização resumida - 189

O autor - 191

Introdução à
edição brasileira

Impressionante. Essa palavra funciona como um gancho para meu *Felt Sense a respeito de tudo isso acerca da Focalização* e èncontra uma grande ressonância em mim no momento em que me preparo para redigir esta breve introdução. O que o leitor irá encontrar nas páginas seguintes é verdadeiramente impressionante, tanto pela profundidade quanto pela simplicidade como o tema é tratado.

No mundo de hoje, alguns refrões têm ecoado nos mais diferentes contextos enaltecendo a intuição, sensibilidade, qualidade de vida, inteligência emocional, transcendência, entre outros. Fala-se muito sobre o potencial humano que existe em cada um e sobre a importância do autoconhecimento. Entretanto, muitas vezes as pessoas ficam perplexas sem saber como alcançar tudo isso. O ato interno da Focalização pode, sem dúvida, trazer grandes contribuições nesse sentido.

A *Focalização* é o primeiro desdobramento metodológico da Filosofia do Implícito, uma abordagem acerca da subjetividade humana desenvolvida pelo filósofo Eugene T. Gendlin. Desde a década de 1950, suas pesquisas buscavam compreender o modo como as pessoas fluíam psicologicamente e como acontecia o processo de mudança de personalidade. Nesse período, Gendlin esteve ao lado de Carl R. Rogers, o fundador da Abordagem Centrada na Pessoa, em uma fecunda relação de mútua influência. Partilharam importantes descobertas no campo da psicoterapia, no trabalho com pacientes psiquiátricos e no surgimento do movimento dos Grupos de Encontro.

Já no final dos anos 1960, Gendlin segue um caminho independente, criando essa nova abordagem conhecida como Filosofia do Implícito. A fundação do Instituto de Focalização (The Focusing

Institute – TFI) representa um marco na consolidação de sua obra, sendo hoje, acima de tudo, um ponto de encontro e referência para milhares de pessoas vinculadas ao modo de viver baseado na *Focalização*. Conferências Internacionais de Focalização acontecem anualmente, agregando pessoas de diversas nacionalidades. A Felt Community (como é conhecida a comunidade dos *focalizadores* ao redor do mundo) é intensamente ativa por meio de parcerias de focalização, cursos, *workshops* e das listas de comunicação através da internet. Há espaços dedicados às aplicações da *Focalização* em contextos específicos como Saúde, Psicoterapia, Trabalho Corporal, Infância, Medicina, Espiritualidade, processos e tomada de decisões no mundo dos Negócios.

Como a participação dos países latinos na Felt Community tem sido cada vez mais representativa, em breve começarão a acontecer Conferências Internacionais de Focalização em língua espanhola, sediadas primordialmente em países das Américas Central e do Sul. Ainda não temos um Instituto de Focalização do Brasil, mas já há um embrião do mesmo em Campinas, SP. Os institutos credenciados mais próximos de nós são os da Argentina e Chile, com os quais já temos parceria. Nosso grupo pode ser contatado através do *site* do TFI (*www. focusing.org*), onde há também uma seção especial em português.

Um dos principais objetivos desta introdução é permitir a você uma perspectiva da amplitude que há por trás do método descrito neste livro; uma visita ao site do TFI pode lhe dar uma noção disso, além de disponibilizar uma ampla quantidade de artigos *on-line*. A obra de Gendlin é vasta, densa e dona de grande refinamento conceitual, filosófico e científico. Isso me faz convidar você, que por alguma razão teve interesse por este livro, a degustá-lo e ir além. Há muito a ser descoberto – ou redescoberto – a partir da *Focalização*.

Ao falar sobre *Focalização* é fácil saber quando meus alunos realmente entendem: seus rostos se iluminam, seus olhos brilham e vários já me disseram: "Ah! Então é *disso* que você está falando?! Eu não sabia que isso tinha nome!". Tem. Graças a Gendlin, aquilo que há de mais natural em cada um de nós não só tem nome, como também passa a ter um método. Talvez o leitor não tenha essa reação de imediato. Eu mesmo levei algum tempo para entender a *Focalização*. Mas quando isso acontece não há dúvida: nosso corpo como um todo responde. Trata-se de uma questão de tempo. Por essa razão, também quis mostrar-lhe que você não está só. Há onde buscar ajuda, interlocução.

O objetivo deste livro é ensinar você a entrar em contato com um processo básico que flui em cada um de nós: a *experienciação*. Como organismos vivos que somos, estamos em uma interação com o mundo muito maior do que aquela que nossa consciência é capaz de registrar. Essa interação é primordial. Se uma parte de nós é consciente e racional, outra é subjetiva e pré-conceitual. Infelizmente não é comum aprendermos a dar atenção a essa segunda e é justamente nela que reside nosso potencial. Não seria preciso perguntar a uma planta ou animal – se isso fosse possível – qual é a melhor maneira de viver. Seus organismos estão em interação constante com o mundo e eles vivem a partir disso. Os nossos também estão, mas nós acabamos ignorando. Quantas vezes não atropelamos sensações que têm coisas importantes a nos dizer por insistirmos em agir objetivamente? A *Focalização* não desvaloriza a razão, objetividade ou a capacidade analítica do ser humano. Ao contrário, propõe uma maneira de articulá-las com a nossa parte mais subjetiva, aquela anterior à lógica e que sabe, como todo organismo vivo, o que é melhor para si. Da relação entre essas partes, novas perspectivas se abrem.

Revisar a tradução de *Focusing* é, ao mesmo tempo, uma satisfação e um desafio. As palavras são como placas de trânsito a nos indicar onde queremos chegar; se mal colocadas, podem desviar nosso caminho. Houve um cuidado muito grande ao adaptar os termos para nossa língua e cultura. O original em inglês é repleto de expressões flexionadas no gerúndio, que ficariam estranhas na estrutura de nosso idioma se traduzidas literalmente. De qualquer maneira, fica registrada aqui a ênfase no processo, naquilo que está acontecendo, como estamos experienciando, no processo através do qual estamos focalizando. Nada é estagnado nem mecânico; tudo está em processo, pulsante de vida.

Sim, as respostas mais essenciais para as nossas vidas estão em nós mesmos, mas faltavam as placas. Gene Gendlin dedicou (e continua dedicando) sua carreira não a nos dizer para onde devemos ir, mas como aprender a ler as placas, de um modo profundamente significativo e o mesmo tempo simples. Impressionante.

Prof. João Carlos C. Messias
Campinas, maio de 2006.

Introdução à
nova edição

Há 25 anos, quando o Método de Focalização era recente, choquei um colega na universidade ao lhe dizer: "O inconsciente é o corpo". Hoje, a ênfase no corpo como fonte de informação e inovação não é novidade. Porém, nem todos sabem exatamente como utilizar essa fonte. Instruções bem elaboradas e comprovadas para se ter acesso direto ao conhecimento corporal e às novas etapas provenientes deste conhecimento somente podem ser conseguidas na Comunidade de Focalização.

Atualmente, as pessoas se encontram mais ou menos distantes dessa fonte corporal. Digo aos terapeutas: "Quando os seus pacientes transmitirem algo importante, coloquem a mão entre sua barriga e peito e perguntem a eles: 'Se você prestar atenção neste ponto, o que ocorre com o seu corpo?'" A terapia com os pacientes que já estão próximos dessa fonte se aprofundará de imediato. Os outros perguntarão: "O que você quer dizer com isso?"

Verifique você mesmo. Perceba em que momento nas minhas frases a seguir você passa a não entender o que estou dizendo. A partir daí, podemos levá-lo ainda mais longe.

Você tem um senso de orientação corporal. Sabe quem é e por que está nesse lugar, lendo esta página. Para sabê-lo, você não precisa pensar. O conhecimento é sentido fisicamente no seu corpo e é localizável com facilidade. Esse conhecimento corporal, no entanto, pode ser muito mais aprofundado. Você aprende a deixar que uma sensação física bem mais profunda crie uma relação com qualquer situação específica. Seu corpo "conhece" inteiramente cada uma das situações em que você se encontre, conhece uma quantidade de aspectos delas extremamente maior do que você possa imaginar.

Nele você descobre um conhecimento corporal complexo e novas etapas que querem aflorar, e aflorarão, se você aguardar.

Depois de ter encontrado essa profundidade maior, é preciso fazer exercícios para permanecer nela. Num momento difícil, a maioria das pessoas não consegue se ater à sensação corporal da situação por tempo suficiente a fim de passar para as etapas seguintes. Nós podemos treiná-las para isso. A maioria não sabe como fazer a sensação incerta "abrir-se" para uma instância de detalhes complexos, da qual afloram novas etapas de pensamento e ação.

O Método da Focalização hoje constitui uma rede mundial. Aqueles que o dominam perguntam: "Qual seria a etapa seguinte mais correta?" Isso, no entanto, pode parecer uma loucura para o resto da população. Como é que novas ideias realistas e novas ações podem surgir no corpo? O corpo não é apenas uma máquina? Como ele pode conter mais do que aquilo que a evolução, a linguagem e a cultura lhe deram?

Na filosofia, os "objetivistas" entendem que a experiência humana é uma ilusão proveniente da conformação e da química cerebral. Seus opositores, os "relativistas", acreditam que a experiência humana é produto de uma das várias culturas, histórias e linguagens. Afirmam que além da diversidade não existe nada.

Minha filosofia implica novos conceitos de física e biologia, para que se entenda o corpo humano de modo diferente. O corpo não é uma máquina, mas sim uma interação incrivelmente complexa com tudo que existe ao redor, motivo pelo qual ele "sabe" tanto apenas por existir. Os animais convivem de perto entre si sem dispor de cultura nem de linguagem. As diversas culturas não nos criam; elas nos dão mais refinamento. O corpo vivo sempre ultrapassa o que a evolução, a cultura e a linguagem já formaram. O corpo sempre esboça e esquadrinha alguns passos adiante. A vida em curso faz surgir uma nova evolução e uma nova história – neste exato momento.

Você consegue sentir o corpo vivo logo abaixo dos seus pensamentos, recordações e sentimentos familiares. A Focalização realiza-se num nível mais profundo que os sentimentos. Abaixo deles você pode descobrir e sentir fisicamente uma "penumbra", na qual pode entrar para abri-la. É dessa fonte que emergem as novas etapas.

Depois de descoberta, ela passa a ser uma presença perceptível em segundo plano.

A política social continua pressupondo que os seres humanos e os animais não são mais do que a ciência diz. Por exemplo, a engenharia genética está criando o porco-vaca. Ele só terá carne magra. A empresa vai pôr em xeque o mercado de animais agrícolas, sem se importar com o sofrimento do porco-vaca. O modo de tratarmos uns aos outros é quase sempre parecido. Os humanos desaparecem na ciência vigente. Nossa ciência não consegue estudar os próprios cientistas nem a maneira como eles criam os conceitos científicos.

A ciência não é um jogo. Seus fatos baseiam-se em experimentos empíricos. Você não aceitaria viajar num avião que não tenha passado por testes. Precisamos de máquinas maravilhosas que funcionem. No entanto, o método fundamental dessa ciência transforma em máquina tudo que ela estuda.

A ciência não precisa ser assim. A ciência holística da ecologia mostra que é possível termos mais de uma modalidade de ciência. Minha filosofia propõe uma ciência na primeira pessoa que consegue estudar a si mesma! Ela enfoca o corpo sentido por dentro, onde surgem coisas novas. Usando a Focalização, elaboramos o "Thinking at the Edge" (TAE)[1] [No Limiar do Pensamento], etapas que podem ser ensinadas para gerar algo novo na área em que você trabalha.

Nossa pesquisa em Focalização é um pequeno exemplo dessa nova ciência de enorme potencial. Uma longa série de estudos por meio de gravações e exames mostra que o tratamento tem mais resultado quando as pessoas se concentram. Também foram verificados outros efeitos da Focalização, como, por exemplo, o funcionamento melhor do sistema imunológico. O Método de Focalização foi também

---

[1] Nota do Tradutor: Trata-se do segundo desdobramento metodológico da Filosofia do Implícito desenvolvida por Eugene Gendlin (o primeiro é a Focalização). O método, semelhante em vários pontos ao Método de Focalização descrito neste livro, tem como objetivo a elaboração de conceitos e teoria. A tradução literal seria "Pensando no Limiar", mas preferimos traduzir como "No Limiar do Pensamento", pois a primeira opção poderia dar a impressão de que o limiar é o assunto sobre o qual se pensa, e não – como é de fato – o ponto-limite para onde o método conduz o próprio ato de pensar.

aplicado em vários ambientes e situações, como escolas, empresas, grupos espirituais, criação de textos e muitas outras.

Quando as pessoas descobrem o poder da Focalização, talvez pensem que não precisam de nada mais que isso. A Focalização, porém, proporciona a outros métodos uma profundidade corporal maior e pode aperfeiçoá-los. Aplica-se a todos e pode ser associada a qualquer coisa que nos desenvolva pessoalmente.

Há em todo o mundo mais de 600 especialistas em Focalização, que estão à disposição para um atendimento por telefone por uma hora ou mais. E você ainda pode encontrar um "parceiro de focalização" no nosso site para dividir o tempo, revezar, geralmente também por telefone. As Parcerias de Focalização não são um grupo de amigos nem terapia nem família, mas sim uma nova instituição social. Vou explicar por que elas são necessárias.

Atualmente, as atividades e as funções culturais que costumavam aproximar as pessoas não bastam. Temos de inovar dia a dia, encontrar um modo diferente de ser mulher, homem, esposa, pai, professor, executivo, idoso, jovem. Nossos relacionamentos mais próximos estão se desfazendo. "Ninguém se dá bem comigo", dizem. Cada pessoa é complicada por dentro e solitária. A sociedade urbana atual está fragmentada.

Por algum tempo, parecia que apenas revelar os próprios sentimentos, apenas colocá-los para fora, contribuiria para manter os relacionamentos mais íntimos. Mas o que a outra pessoa ouve pode soar muito diferente do que você pretendia dizer e, às vezes, magoar. Do mesmo modo, costumamos reagir de uma maneira que faz os outros se retraírem.

Os terapeutas têm muito mais facilidade em ouvir os pacientes do que as pessoas que são próximas deles. Com pessoas mais íntimas, a vida de uma pessoa melhora ou piora a cada coisa que ele escuta. Todavia, podem-se levar os pacientes tranquilamente em níveis mais profundos, em que ocorrem as etapas de mudança e de cura. Assim, eles terão condições de se relacionar com profundidade e liberdade muito maiores com as pessoas que são próximas. O novo modelo das Parcerias de Focalização propicia a todos essa relação vantajosa. Não se cobram taxas pelas Parcerias de Focalização. Cada um conduz a sua vez. Essa nova instituição tem alterado a fragmentação da sociedade.

Na minha vez, fico em silêncio por algum tempo e falo em outros momentos. Não digo nada que não queira dizer. Ao dizer o que vem bem do fundo, ouço a mim mesmo e fico sintonizado numa interação receptiva.

Os parceiros não dão conselhos, não fazem críticas nem comentários. Eles podem repetir algo só para conferir: "Acho que você disse que..." Mas o fazem simplesmente quando não compreenderam bem, para que eu diga de outro modo o que já disse. Meu parceiro, entretanto, prestará muita atenção, a fim de apreender cada detalhe do que eu quis dizer.

Uma Parceria de Focalização feita regularmente melhora bastante a vida. Não gostaria de ficar sem a minha. Na verdade, tenho duas. Uso o meu tempo para me concentrar ou para o que eu quiser. Quando começa a minha vez, percebo que ela é muito atraente – é só para mim. Devo já saber o que quero ou gastar uns minutos investigando. Penso: "Vou falar sobre isso ou talvez aquilo, ou, quem sabe, vou primeiro me concentrar em silêncio..." Posso fazer qualquer uma dessas coisas.

Damos por telefone um treinamento de algumas horas em Focalização, ouvindo, e na experiência de ser ouvido por meio da Focalização. Depois você pode escolher um parceiro no nosso Grupo de Focalização na internet.

Com a Focalização, a pessoa aprende que a outra pessoa que está à sua frente é mais que qualquer método, qualquer conjunto de crenças, qualquer intenção ou projeto. Tudo que realizamos é em benefício do que mais importa: fazer às pessoas uma companhia discreta no que elas estejam enfrentando. Nossa simples presença as ajuda. Ouvimos o que elas têm para transmitir e não acrescentamos nada. Isso lhes proporciona o máximo de proximidade com um mínimo de imposição.

Eugene T. Gendlin

primeira parte

Libere a sabedoria
do seu corpo

1. O ato interno

2. Mudança

3. O que o corpo sabe

1. O ato interno

Durante os últimos 15 anos, na Universidade de Chicago, e em outros lugares, um grupo de colegas e eu estudamos algumas perguntas que a maioria dos psicoterapeutas não gosta de fazer em voz alta. Por que a terapia não tem sucesso com mais frequência? Por que quase sempre ela não faz uma diferença verdadeira na vida das pessoas? Nos casos mais raros em que ela é bem-sucedida, o que os pacientes e os terapeutas fizeram? O que a maioria *não consegue* fazer?

Em busca de respostas, estudamos muitas modalidades de terapia, dos métodos clássicos aos recentes. Analisamos literalmente milhares de sessões de terapeuta e paciente gravadas em fita. Nossa série de estudos levou a várias descobertas, algumas bastante diferentes das que nós e a maioria dos outros terapeutas esperávamos.

Em primeiro lugar, descobrimos que o paciente bem-sucedido – aquele que mostra uma mudança real e visível em testes psicológicos e na vida – pode ser identificado com grande facilidade nas gravações de sessões de terapia. O que esses pacientes fazem na terapia é diferente do que os outros fazem. É tão fácil apontar a diferença que, depois de definida, podemos explicá-la a estudantes sem experiência e eles também se tornam capazes de distinguir os pacientes bem-sucedidos dos outros.

Qual é a diferença crucial? Percebemos que não é a técnica do terapeuta – as diferenças de mctodologia na terapia parecem influenciar surpreendentemente pouco. E a diferença também não se encontra no que os pacientes abordam. A diferença está no seu *modo* de falar. E isso é apenas um sinal externo da diferença real: *o que os pacientes bem-sucedidos fazem com si mesmos*.

A intenção deste livro é dizer a você o que eles fazem e como você pode fazê-lo. Isso porque essa aptidão incomum, esse ato interno, não apenas é útil no consultório do psicoterapeuta como é uma forma de abordar qualquer problema ou situação.

Nos anos seguintes, ensinamos essa aptidão a uma infinidade de pessoas que não estavam em terapia. Agora que aparentemente todos podem aprendê-la, quero que este livro seja inteligível para todos. Ele se destina a profissionais, mas não somente a eles. Portanto, escrevo com simplicidade e não com a linguagem técnica das minhas publicações filosóficas e científicas.

A aptidão que observamos e definimos não serve apenas para os problemas. Entre os que a conhecem, ela se torna uma fonte interna que é consultada muitas vezes por dia. Eu a uso neste momento, ao escrever este livro.

A aptidão que estou prestes a ensinar chama-se *Focalização*.

Vou lhe dar a capacidade de descobrir e *mudar* o que na sua vida está estagnado, limitado, travado, desalentado. E *você* terá a capacidade de mudar – de viver com uma profundidade além daquela dos seus pensamentos e sentimentos.

Um dos fatos que mais nos perturbaram em nossa pesquisa foi que os pacientes capazes desse ato interno crucial podiam ser identificados nas duas primeiras sessões terapêuticas. Vimos que podíamos prever o sucesso ou o fracasso desde o início apenas analisando as primeiras entrevistas. Segundo uma análise estatística rigorosa, havia uma probabilidade de menos de um em mil de obter o mesmo resultado acidentalmente.

Hoje sabemos ensinar a Focalização. Essa descoberta não significa que algumas pessoas não podem aprendê-la. Mas, na época, foi uma descoberta espantosa. Estávamos diante de terapeutas e pacientes prestes a se esforçar bastante por um ano ou mais. Muita privação, esperança, devoção e dinheiro estavam em jogo, e nós já sabíamos que eles fracassariam.

A descoberta significa que a psicoterapia, do modo como é em geral praticada, não mostra aos pacientes como entrar efetivamente no processo terapêutico. Em outras palavras, os pacientes não melhoraram com a prática. Quando não sabiam desde o início entrar em contato consigo mesmos daquele modo especial, não obtinham grandes mudanças, independentemente do que eles ou os terapeutas fizessem ou do seu empenho sincero ou do tempo despendido.

Essa descoberta contrariou as minhas previsões e o que acreditava com convicção. *Achei* que tivesse *presenciado* a abertura gradual e a capacidade crescente dos pacientes de entrar em contato com os seus sentimentos. Eu tinha certeza de que os pacientes aprenderiam a aproveitar a terapia ao longo do tratamento e o fizessem com mais eficiência na segunda metade. Havia tido muitas experiências de receber pacientes que pareciam incapazes de se perceber por dentro e, com a minha qualificação de terapeuta e com os esforços dos pacientes, de levá-los a solucionar os seus problemas a contento.

Um dos motivos da pesquisa ser tão importante é exatamente o fato de surpreender e mostrar à pessoa que as suas convicções subjetivas estão equivocadas. Se a pesquisa descobrisse sempre o que se espera, não haveria muito sentido em realizá-la.

Relembrando, percebo que pensava somente nos pacientes que haviam tido sucesso e não nos muitos com os quais fracassei. Agora sabemos também ensinar a essas pessoas aquela habilidade crucial.

A pesquisa mostra com clareza e seguidamente que os pacientes *bem-sucedidos* realmente aprimoram essa aptidão fundamental, mas mostra ainda que eles a tinham em certa medida desde o princípio. Os outros, aqueles que fracassaram, não a tinham de forma alguma e nunca a obtiveram apenas por meio da psicoterapia. Naquela época, não sabíamos como ensiná-la.

A maioria dos terapeutas desconhece esse recurso interno crucial – o que dizer, então, de ajudar o pacientes a aprendê-lo. Por isso me perguntei: pode-se ensiná-lo?

Minha primeira impressão, por causa da minha formação como psicoterapeuta, foi dizer não, aquilo não poderia ser ensinado. Fui formado para acreditar que somente um terapeuta ingênuo poderia tentar esclarecer ao paciente em palavras como a terapia funciona. Alguém que não a tivesse feito não compreenderia. A psicoterapia deveria ser uma arte, um mistério, não uma ciência. Alguns grupos afirmam ter criado técnicas científicas perfeitas, mas isso não passa de propaganda. O psicoterapeuta onisciente e totalmente autoconfiante existe apenas nos filmes. É claro que cada linha terapêutica tem seus princípios e técnicas, mas em todas os terapeutas se perdem quando as técnicas não surtem efeito, o que ocorre com frequência. Assim, nenhum psicoterapeuta sério afirmaria que consegue explicar exatamente o que faz a terapia ter efeito, como promover mudanças dentro da pessoa. O que se esperava era que a própria terapia ensinasse isso.

No entanto, a pesquisa demonstra que a terapia não ensina como fazer isso àqueles que já *sabem* fazê-lo. Revelou também, com precisão, qual é o ato interno crucial. Seria ingênuo, então, pensar que ele poderia ser ensinado?

Apesar das minhas dúvidas, me propus a descobrir uma forma de ensinar esse ato interno tão importante. Com a ajuda de muitas pessoas, criei aos poucos orientações específicas para fazer o que aqueles raros pacientes bem-sucedidos sabiam de algum modo fazer. Testamos essas orientações com uma quantidade enorme de pessoas, fizemos correções e voltamos a testá-las muitas vezes em vários anos. Atualmente, essas instruções são muito precisas e passíveis de ensinar. Pesquisas conduzidas em diversos lugares provaram que realmente se pode ensinar às pessoas essas maneiras de realizar o ato interno (veja o apêndice).

Já que esse ato interno fundamental pode ser ensinado, e não o é na terapia, as pessoas não precisam estar em terapia para aprendê-lo. Esse fato implica uma espécie de revolução. Esse processo não precisa mais estar a cargo de terapeutas. *Pode-se fazê-lo sozinho e com outras pessoas.*

É claro que elas não são "terapeutas", "doutores" ou "autoridades" como as outras, mas o fator da autoridade do médico nunca se adequou ao processo de mudança pessoal. Os problemas do ser humano são por natureza de tal ordem que cada um de nós tem intrinsecamente de tomar conta de si mesmo. Não há autoridade que solucione os nossos problemas ou nos diga como viver. Portanto, eu e outros temos ensinado um número de pessoas cada vez maior a ajudar a si próprias e aos outros.

Este livro fará você sentir e reconhecer quando uma mudança verdadeira ocorrer em si mesmo e quando não ocorrer. Surgirá uma sensação física diferente mudança, que você reconhecerá assim que a sentir. Nós a chamamos mudança corporalmente sentida [*Felt Shift*]. Quando a pessoa sente isso, ao menos uma vez, nunca mais precisará se perguntar anos a fio, em vão, se está ou não mudando. Ela pode ser seu próprio árbitro. Quando se ensina a Focalização a um grupo novo, algumas pessoas sentem uma mudança corporal, um passo na direção da solução de um problema que discutiram com um terapeuta durante anos sem sentir alteração. Ficam chocados. Será que alguns minutos dessa experiência me fariam sentir uma mudança maior do que durante uma caríssima psicoterapia?

Ainda se pensa no terapeuta como uma autoridade. Mesmo que os pacientes não sintam mudança alguma, acham que "o doutor" deve saber o que está acontecendo. Se "o doutor" entende que é necessário os pacientes continuarem comparecendo, eles aceitam. Acham que "algo deve estar acontecendo". Um sujeito me escreveu recentemente: "Quando enfrentei meu terapeuta e lhe disse que não houvera mudança, ele achou que não havia nada de mais em ter um amigo remunerado pelo resto da vida. Nunca mais voltei lá... mas depois de quatro anos!"

Quando a revolução no autodesenvolvimento se consuma e as pessoas aprendem esses processos e os executam com outras pessoas, a psicoterapia profissional passa a ser desnecessária? Entendo que a ajuda de especialistas sempre será necessária, mas precisa ser melhor do que a capacidade de pessoas comuns treinadas em competências *específicas*. É sempre possível saber reconhecer, sem sombra de dúvida, quando se está recebendo ajuda ou não.

Deve-se tentar uma série de terapeutas (em algumas sessões de cada vez, não anos!) a fim de encontrar um amparo verdadeiro. Você pode fazer isso depois de aprender a sensação física inconfundível de que uma mudança está acontecendo.

Meu entendimento da terapia – bem como o de alguns colegas – mudou radicalmente quando percebemos que esse ato interno crucial é passível de ser ensinado. Quando as pessoas recorrem a mim, não deixo que fiquem falando sozinhas. E é claro que não analiso, nem nunca analisei racionalmente os sentimentos delas. Também não as deixo repetir à exaustão as mesmas frases e os mesmos procedimentos sobre as mesmíssimas coisas, como acontece em certas modalidades mais novas de terapia. Muitas pessoas conseguem perceber os sentimentos, mas e daí? Têm uma "sensação visceral", mas os sentimentos não mudam.

A Focalização é o que se deve fazer depois de entrar em contato com os sentimentos. Consiste em outra espécie de atenção interna àquilo que de início se sente *imprecisamente*. Então, isso entra no foco e, mediante os movimentos internos específicos que vou apresentar, muda fisicamente.

Outra grande descoberta é que o processo de mudança ocasiona uma sensação prazerosa. O trabalho efetivo com os problemas pessoais não é uma tortura. A mudança que descobrimos é natural, e o corpo a percebe assim. O movimento fundamental vai *além* dos pontos dolorosos conhecidos e atinge uma sensação corporal que é, de início, indefinida. A sensação de que algo aflora de lá se parece com um alívio e um renascimento.

Desse ponto de vista, percebe-se que os métodos tradicionais de tratamento, na maioria, têm girado em torno da dor. As pessoas revivem e repetem à exaustão suas emoções dolorosas, sem saber como usar a orientação e a força intrinsecamente positivas e vitais do próprio corpo. Desse modo, os pacientes continuam como estão e se ferem cada vez mais. Um dos princípios novos e fundamentais é que o processo de mudança provoca uma *sensação boa*. Parece que se está respirando ar puro, depois de se ter ficado numa sala abafada por muito tempo. No instante em que isso não ocorrer, para-se e volta-se atrás apenas um pouco.

A aptidão crucial não é difícil de explicar. Muitas pessoas só conseguem aplicá-la depois de treiná-la por algum tempo. Entretanto, é muito mais fácil do que se debater durante anos com as velhas preocupações, talvez chegando a um autoconhecimento maior, mas sem mudar, ou tendo contato com os sentimentos, mas sem ser capaz de transformá-los e solucioná-los.

Assim como foi difícil para mim, de início, aceitar a descoberta da pesquisa de que a terapia não serve para isso, tal descoberta nunca lhe fará mal. Ela vai levá-lo adiante. Se a terapia que existe hoje não serve para isso, precisamos mudar a terapia.

A mudança melhor de todas é que nós podemos construir o processo de transformação na sociedade em geral e não só na terapia de médico e paciente, tão cara e que às vezes resulta em tão pouco. Agora que se pode ensinar o ato interno, podemos ensiná-lo tanto para pacientes em terapia como a qualquer pessoa. Constatamos que ele pode ser ensinado no sistema educacional, em grupos de igreja, em centros comunitários e em muitas outras situações. Qualquer um pode usar esse processo interno. Pode-se também transmitir a todos procedimentos bem específicos para que ajudem outras pessoas.

Antes de começar a explicar esse ato interno, quero lhe fazer um pedido importante. Deixe de lado por um tempo o que sabe a respeito de psicoterapia ou de interiorização. O que vou apresentar não é o que se chama "entrar em contato com os sentimentos", nem é a meditação para esvaziar a mente. Mesmo que você seja psicoterapeuta, paciente ou um inteligente leigo no assunto, essa ação talvez seja totalmente desconhecida. O recurso interno necessário para realizá-la existe em todo ser humano, mas a maioria não o usa. Poucos o utilizam intuitivamente vez ou outra, mas é bem provável que você nunca tenha tido a intenção de usá-lo nem saiba que isso é possível. Só recentemente o ato interno tem sido debatido em obras especializadas.

Algumas pessoas aprendem muito rápido esse recurso interno, enquanto outras precisam prestar atenção a si mesmas e persistir durante semanas ou meses.

2. Mudança

O procedimento que vou ensinar neste livro, o ato interno, é inteiramente natural. No entanto, como a linguagem não tem palavras que o descrevam, precisei criar as necessárias.

Denominei esse procedimento de *Focalização*. Por meio dela, você entra em contato com uma consciência física interna especial. Chamo-a *Felt Sense*.

O *Felt Sense* geralmente não existe a priori; ele precisa se formar. Você precisa saber deixá-lo se formar prestando atenção ao interior do seu corpo. Quando ele surge, é de início *indefinido*, indistinto. Através de passos, pode entrar no foco de atenção e também mudar. O *Felt Sense* é a sensação do corpo acerca de um problema ou uma situação particular.

O *Felt Sense* não é uma emoção. Nós sabemos reconhecer as emoções. Sabemos quando estamos zangados, tristes ou alegres. O *Felt Sense* é algo que você não reconhece de imediato – é vago, indefinido. Parece ter sentido, mas não é conhecido. Tem um significado corporal. Quando você aprender a focalizar, vai saber que o caminho encontrado pelo próprio corpo responde a muitos dos seus problemas.

O procedimento acarreta uma mudança.

O terapeuta *não* é necessário na Focalização. Sozinho ou com um amigo, que saiba se concentrar no momento certo, você pode obter os resultados da Focalização.

A regra mais importante que um terapeuta ou um amigo deve observar ao ajudar alguém a focalizar é não interferir na prática daquele que tenta fazê-lo. A maioria dos terapeutas prefere atribuir os resultados a eles mesmos, e não a um processo no paciente. Os terapeutas têm muito para oferecer e acham que isso é que faz diferença. Existe sempre uma tentação muito forte de analisar o que o paciente diz, de adivinhar a natureza do problema, de adotar um ar de superioridade, de ditar a situação da pessoa.

Todavia, somente o seu corpo sabe onde se encontram os seus problemas e as suas maiores dificuldades. Se eu fosse o seu terapeuta, resistiria à forte tentação de lhe ditar as coisas, como se soubesse mais dos seus problemas do que você mesmo. Mas eu também não o deixaria falando sozinho e sim o ensinaria a focalizar com eficiência e lhe faria companhia quando você focalizasse. Faria outras coisas ainda, das quais falarei depois.

Vou apresentar agora alguns exemplos de experiências de focalização.

Mais adiante explicarei em detalhe cada um dos seis *movimentos* em que consiste a focalização. Quando esses são bem-sucedidos, ocorre uma mudança corporal, uma mudança sentida [*Felt Shift*]. Então, o problema parecerá diferente. Nos exemplos seguintes não ensino os movimentos da focalização. Apenas mostro quais são as mudanças decorrentes de cada mudança corporal.

Note que o teor do problema se altera a cada mudança. Se não se mexer com o nível corporal mais profundo, que é sempre *indefinido* num primeiro momento, fica-se preso aos pensamentos e aos sentimentos do que se acha ser inicialmente o problema.

A MOÇA QUE ACHAVA QUE A MORTE FOSSE TRANQUILA

Fátima me telefonou no meio da tarde. Ela andara pela rua a manhã inteira pensando em se suicidar. "A vida é complicada demais", disse ela, que realmente estava no auge da desilusão e do desespero. "De que vale continuar assim? Aonde isso vai me levar?"

Fátima já havia conversado comigo e eu sabia um pouco da sua vida. É uma mulher atraente de 28 anos. Há poucos anos rompeu com um homem por quem sentira muito amor – vamos chamá-lo Paulo. Desde então, nunca mais amou ninguém. Depois que Paulo foi embora, ela esteve com vários outros homens, procurando em vão outro Paulo.

"O que a incomoda tanto?" – perguntei. "Fique tranquila por uns instantes para descobrir o que a aflige."

Mais rápido do que eu gostaria, mas pelo menos depois de um silêncio breve, ela respondeu: "Minha menstruação não veio. Estou com medo de ter engravidado".

Da última vez que falou comigo, ela contou que estava com um sujeito que lhe parecia rude, entediante e insensível, sem interesse algum nela como pessoa, mas apenas como parceira sexual. Ela passara um fim de semana com esse homem.

"Tenho tanta saudade do Paulo!", queixou-se ao telefone. "E agora a minha menstruação está atrasada. E se eu estiver grávida? Ai, meu Deus! O que vai ser de mim?"

Percebi que sua agitação voltara com tudo. Ela sentia mais dificuldade de voltar a atenção para dentro, como exige a focalização. Estava obcecada com o problema, em vez de tentar encontrar aquele lugar profundo, o *Felt Sense*.

Pedi-lhe que começasse pelo que chamo "primeiro movimento" da focalização: deixar os problemas de lado temporariamente, armazená-los, voltar a eles e analisá-los. De certo modo, é o mesmo que entrar numa sala tão atulhada de móveis, caixas de mudança e quinquilharias que não há onde sentar. Você empurra as coisas de um lado para o outro para abrir um pouco de espaço para sentar num canto. Claro, você não esvaziou a sala. As coisas que estavam antes em seu caminho; os problemas continuam lá. Mas pelo menos agora há um espaço para ficar.

"Recue um pouco; pegue cada uma das coisas ruins e coloque-as à sua frente. Uma por uma. Veja o que *parece* ruim em cada coisa."

Ela abriu espaço. Os dois maiores problemas que viu foram querer a volta de Paulo e estar com medo da gravidez.

"Qual dos dois é pior?" – perguntei.

"A saudade de Paulo dói mais", disse, voltando a chorar. "A solidão, não ter com quem contar... não vale a pena..."

Começava outra espiral emocional descontrolada e autodestrutiva. Eu a interrompi. (De uma maneira muito parecida, você, quando aprender a focalizar, vai aprender a se interromper.) "Por que você não se interioriza", eu disse, "para ver o que é pior? Fique quieta por instantes. Descubra qual é a sensação corporal disso tudo."

Ela sabia o que fazer. Já havia feito a focalização antes. Se você quiser saber por que, naquele caso, ela precisava de mim pelo telefone – por que simplesmente não se sentou e fez a focalização sozinha –, a resposta é que ajuda ter outra pessoa presente, mesmo que seja apenas uma voz amiga ao telefone. Isso se aplica ainda mais se, como no caso dela, a pessoa se sente enredada em emoções e parece não ver saída. Quando isso acontece, quase sempre basta uma voz amiga dizendo: "Tudo bem, vamos sentar e ficar em silêncio por instantes". Um amigo consegue quebrar a espiral emocional quando você se sente impotente para se interromper.

Ouvi o silêncio no telefone quando Fátima entrou no segundo movimento de focalização. Ela entrava em contato com o sentimento acerca de *"tudo isso* de o Paulo ter ido embora". Com ela, tal qual com a maioria dos que têm prática em focalização, esses movimentos tendem a se sobrepor e tornarem-se apenas um, assim como o golfista e o atleta que salta com vara combinam muitos movimentos corporais distintos em um movimento contínuo. Depois de ter chegado ao *Felt Sense*, ela sentiu o caráter dessa sensação e criou um "gancho" nele – palavra que combinou muito bem com aquela característica. (Terceiro movimento.) Por fim, cotejou as palavras e o sentimento e achou-os corretos.

"Tudo tem relação com raiva ou coisa assim", disse. "Não sei... É como se estivesse com raiva de... Por que teria raiva?"

Ela pedia a si mesma ou a mim uma análise racional. Não a fiz. A focalização rejeita análises. Tentei também fazê-la não partir para a análise. Eu disse: "Volte ao *Felt Sense* e questione; veja qual é a raiva".

O questionamento é o quinto movimento da focalização. Ela perguntou direto ao *Felt Sense* o porquê da raiva.

Eu a ouvi suspirar quando isso aconteceu. Sabia que algo mudara dentro dela. Para aquele que faz a focalização, a mudança é uma sensação física definida de algo que muda e se move por dentro, o afrouxamento de um ponto enrijecido.

Depois de outro silêncio, ela disse: "Estou com raiva de mim mesma. É isso. Por ter dormido com todos aqueles homens que não amava, pelos quais não sentia nada". Uma análise não teria provocado essa resposta. Em vez de imaginada, ela tinha de vir do *Felt Sense*.

Repassamos os movimentos de focalização, à espera de outra mudança para solucionar o problema. Trata-se de uma mudança que ocorre sempre que o *Felt Sense* se modifica, mesmo que apenas um pouco.

Então, mais silêncio e outro passo: "E em certa medida é que estou com raiva de mim por ter dormido com Raul, quem sabe me metendo numa enrascada – um aborto, talvez. E me sinto mal também por ter dormido com um sujeito com o qual nem me importo". Outra inspiração profunda.

Às vezes, a mudança parece esclarecer ou aprimorar o que havia aflorado numa mudança anterior. Foi isso que aconteceu naquele momento em que Fátima descobriu que se achava "má", o que dava continuidade ao que ocorrera antes. Mas o seu próximo passo alterou as sequências anteriores. Na focalização, é preciso aceitar o que se apresenta. Em geral, o que se apresenta para o corpo não é o que se apresentaria racionalmente. Isso acontece com frequência na focalização. É imprevisível e fascinante.

Fátima disse: "Tenho um sentimento pesado de desânimo". E, pouco depois, esse sentimento pesado de desânimo e os detalhes vieram à tona. "É por todos esses homens para os quais não dou a mínima. Não tenho nenhum desejo sexual por eles..."

Ficou em silêncio alguns instantes. Eu a ouvi dizer "desânimo" para si mesma, como se quisesse testar se era isso. Aparentemente isso não correspondeu bem ao sentimento, pois ela pareceu descontente. Fátima avaliou o sentimento outra vez para ver se aparecia uma palavra mais precisa: tentava definir uma sensação física específica.

A experiência de Fátima é comum na focalização. Uma mudança se inicia mas, estranha e misteriosamente, parece incompleta. Embora esteja começando, você sabe (o seu corpo sabe) que pode ser mais completa. Você se sintoniza à sensação física e espera que ela aconteça.

De repente, Fátima afirmou: "Exausta!" O alívio na voz dela foi bem audível. A mudança completa acabava de ocorrer. "É isso. Estou exausta. Acho que vou passar o resto da vida passando de um homem sem graça para outro, não tendo vontade de sexo nunca, mas sem parar de tentar. Vejo todos aqueles homens fazendo fila à minha frente, com aquelas caras vazias – filas e mais filas deles de hoje até o fim da minha vida. Estou condenada a não me sentir excitada, é isso."

Esperei que Fátima dissesse mais. Evidentemente, ela notou que essa sessão de focalização tinha produzido o que necessitava naquele momento, pois afirmou de uma hora para a outra: "Estou me sentindo melhor. Que peso difícil de me livrar!"

Livrar-se? Para um observador racional, ela não se livrou de nada. Os problemas existentes quando me telefonou, os problemas que quase a levaram ao suicídio, ainda existiam. O que ela realmente tinha obtido com a focalização?

Ela mudara por dentro.

A princípio, pareceu ser um problema de solidão. Com a primeira mudança, era a raiva de si mesma e, na mudança seguinte, era ela própria se achando má. Então, apareceu um desânimo pesado, que, com a liberação física, veio a ser uma convicção de que nunca mais se excitaria sexualmente. No instante em que percebeu isso, a sensação mudou em seu corpo.

Nessa altura, não se pode saber o grau de modificação. Serão necessários depois muitos outros ciclos de focalização. Mas ocorre uma mudança corporal. Ocorrem algumas alterações mesmo com o simples alívio físico de perceber e sentir o problema em um único ponto profundo definido.

Quando Fátima me ligou da primeira vez, a sensação desagradável estava espalhada por seu corpo. O seu corpo todo doía. Mas ela já havia localizado o problema, que mudara. O resto do seu corpo estava aliviado.

A focalização a ajudou num momento de desespero. Nos meses seguintes, ela continuou a focalizar e a mudar interiormente. No fim, a vida sexual de Fátima e outros aspectos antes dolorosos tornaram-se gratificantes. Nessa ocasião, porém, a focalização misturou-se à sua vida. Mais do que um recurso terapêutico para usar nos momentos de crise, passou a ser algo para ser usado todo dia, um aspecto tranquilizador e familiar do cotidiano.

O HOMEM QUE SE SENTIA DESLOCADO

Fábio, como o chamarei, sentia quase sempre um nó no estômago, uma tensão que nunca passava.

O nó no estômago piorava em determinados dias. Ficou pior no primeiro dia em que Fábio realmente conseguiu fazer a focalização.

O dia começara mal. Ele discutiu com o chefe.

Fábio era um sujeito interessante, que trabalhava como gerente de vendas de uma indústria. A empresa não ia tão bem quanto antes. Fábio acreditava que poderia dar um jeito nisso reorganizando o pessoal de vendas e tinha traçado um plano detalhado para atingir o objetivo. Isso o fez se sentir mais criativo no trabalho. O plano previa uma mudança drástica nas diretrizes de venda da companhia, e a mudança proposta levara Fábio a discutir com seu chefe.

Os resquícios emocionais da discussão se instalaram no estômago de Fábio e lá ficaram o dia inteiro. Naquela noite, depois do trabalho, ele experimentou todos os artifícios conhecidos que não surtem efeito. Tentou dar uma bronca em si mesmo: "Controle-se! Você deixa coisas insignificantes o irritarem. Dê a volta por cima! Fique tranquilo!"

Quando a bronca acabou, o estômago de Fábio continuava com o nó.

Ele procurou repassar a discussão, repetindo-a várias vezes: "Quando ele disse *isso*, eu deveria ter dito *aquilo*". Obviamente, só aumentou a sua tensão emocional.

Fábio tentou usar o truque de fingir que o problema não existia. "Na verdade, não aconteceu nada", disse a si mesmo. "Meu chefe sabia da minha opinião muito antes, e eu sabia a dele. A discussão não mudou nada. Apenas deixou as coisas claras, e por esse motivo deveria me sentir bem, não mal. É isso! Eu me sinto *bem*!"

Mas o seu estômago não acreditou. Ainda tinha um nó.

Ele tentou analisar a questão. "Ele é da velha guarda, agarrado a procedimentos antiquados, com medo de mudar. Esse é o problema dele. O meu é ter medo de velhos em cargo de chefia..."

O estômago de Fábio também não relaxou com esse enfoque. A análise de um problema pessoal deve ser fidedigna. Mas é diferente de entrar em si mesmo para sentir como é.

Quando todas as tentativas de Fábio de se sentir bem fracassaram, ele foi até um bar para beber. No entanto, isso somente o fez melhorar um pouco. Ele ainda sentia o nó no estômago, mas a dor estava amortecida por causa do álcool no seu organismo.

Mais tarde, na mesma noite, quando o álcool havia se dissipado, Fábio tentou a focalização. Ele a tinha aprendido comigo poucas semanas antes, mas até então não conseguira fazê-la direito. Naquele momento, se sentou na beirada da cama e viu que era capaz de realizá-la.

Foi isto que ele contou:

"Eu me fechei dentro de mim, rejeitei (ou pelo menos diminuí) todos os sermões e as racionalizações e outros ruídos que ressoavam na minha cabeça. Fiz a minha atenção se voltar não só para a discussão com o meu chefe, mas para sentir os milhares de detalhes que a cercavam, todas as minhas preocupações com o meu emprego e o futuro e o que estou fazendo com a minha vida."

Essa sensação ampla, vaga, é a que chamo *Felt Sense*.

Então, Fábio procurou o âmago do *Felt Sense*. Sentiu um desconforto impreciso. "Eu me perguntei onde era pior. Onde doía mais?"

"Tentei captar o teor daquilo. Era estranho não conseguir entender. Tive uma sensação de algo fora do lugar. É o tipo de sensação que se tem ao ver um quadro pendurado torto na parede, ou um livro de cabeça para baixo na prateleira – uma coisa que não está certa."

"Esperei que as palavras aparecessem e me veio 'fora de lugar' e 'deslocado', mas, quando verifiquei se realmente eram essas, não eram – não tanto. Achei que estava bem perto, tive aquela sensação de estar na ponta da língua, a sensação que tenho quando assisto a um programa de conhecimentos gerais e eu sei que sei a resposta, mas não consigo pronunciá-la."

"Nunca antes tinha ido tão longe com a focalização. Nunca tive aquela sensação – o *Felt Sense* de que você fala o tempo todo. Dessa vez sabia que era ela."

"Então encontrei a minha palavra. Era *despropositado*! Essa era a minha palavra. E senti o meu nó, o ponto tenso lá dentro, se soltar. Nesse instante eu percebi o que era."

Ele não precisou fazer um movimento separado de *questionar*. A mudança e o alívio físico vieram junto com a palavra.

Despropositado: era essa a palavra – segundo a sensação do corpo – que descrevia todo o procedimento de Fábio no trabalho: os planos detalhados para reorganizar a equipe de vendas, a discussão com o chefe, tudo. Tudo era despropositado porque aquele trabalho não era exatamente o que ele queria na vida.

Havia muito tempo que achava ter deixado para trás os sonhos da juventude, que achava ter "crescido" e se tornado pragmático com a maturidade. Mas, depois daquela mudança corporal, daquela sensação de um nó interno que se desfaz, sabia que algo acontecera junto com a palavra "despropositado". Ele percebeu tudo num piscar de olhos.

O que ele percebeu foi o seguinte:

"O motivo de ter ficado tão irritado por causa do plano de reformulação foi que esperava que ele desse um jeito na minha vida. E, claro, isso me fez agir impensadamente. Minha vida precisa de algo muito grande, que aquele plano não comporta. Eu não sabia disso, o que, sem dúvida, dificultou a convivência comigo no trabalho. Era como se reagisse com uma intensidade emocional enorme que não combinava com o plano. Minha intensidade era despropositada diante do plano, e agia de forma despropositada no trabalho.

É claro que sabia, mais ou menos, que queria aplicar o plano porque eu me sentia mais criativo no trabalho. Mas não sabia que estava deixando o plano tomar conta da minha vida, da parte dela que não conseguia vivenciar. Não é de surpreender que não tenha ficado tranquilo."

Fábio não sabia o que investira no plano, mas o seu corpo sabia. E ele só precisava "perguntar" ao corpo.

Fábio nunca teria descoberto isso numa análise, por achar que já tinha as respostas. Se alguém lhe pedisse que refletisse sobre o assunto, talvez ele respondesse que o plano o fazia se sentir criativo como ele sempre quisera. E, com essa resposta simples e sincera, não teria entrado em contato direto com o estado real do problema no seu corpo. Além disso, Fábio não teria descoberto o problema numa análise porque a sua mente estava cheia de pensamentos sobre os detalhes do trabalho e os colegas.

Fábio conta essa história de focalização só até a noite em que desapareceu a tensão no seu estômago. É preciso notar, como em relação à Fátima, que Fábio não havia solucionado o problema inteiramente na prática. Mas agora podia se distanciar no seu emprego indesejável, sossegar com o plano de reformulação. Certamente podia continuar promovendo o seu plano porque era bom, mas seria capaz de ouvir as objeções dos outros e teria tranquilidade para aproveitar as ideias deles.

Isso o fez diminuir a tensão no trabalho. A mudança corporal também havia provocado outras modificações. Uma disposição para mudar de vida tinha aflorado em Fábio. Ele relata o ocorrido da seguinte maneira:

> "Eu percebi que o meu trabalho nunca me deixaria satisfeito, mesmo que o meu plano ou vários planos fossem aceitos, mas me senti melhor. Devia ter ficado desestimulado. É claro que não podia mudar a minha vida desse jeito. Não é que não tivesse pensado nisso antes, mas, por algum motivo, essa parte minha que precisa de algo mais também aflorou. Estava dentro de mim essa fome de viver. Eu não preciso mais colocá-la numa camisa de força. Não sei por quê, mas existe em mim um estímulo que diz 'nós vamos mudar!' E ainda nem sei como. Se fosse totalmente objetivo, estaria desestimulado."

Sem dúvida, para que ele mudasse sua vida, foram necessárias medidas práticas, não apenas a focalização. E precisou fazer mais focalizações para conhecer os medos e outros obstáculos internos, assim como tomar atitudes práticas. A princípio, Fábio não sabia quais mudanças internas e externas deveria fazer. Mas, a partir daquele momento, uma vida inteiramente nova se descortinou para ele. E, no fim, conseguiu satisfazer os seus novos interesses sem abandonar o emprego.

Foi isso que aconteceu com Fábio. Talvez outra pessoa tivesse mudado de emprego. Outra ainda teria ficado aliviada simplesmente por não ter necessidade de que o plano de reformulação funcionasse exatamente como foi concebido. A focalização costuma levar para níveis mais profundos, mas às vezes as pessoas estão sossegadas e não precisam mudar. No caso de Fábio, um novo encaminhamento para sua vida teve início.

Antes, se lhe tivessem pedido que descrevesse o emprego, ele o teria considerado "um emprego tremendamente importante que me dá nó no estômago". Depois, o chamaria de "um emprego que não passa de uma parte de mim".

O mesmo emprego. O mesmo homem, mas um homem com uma percepção inteiramente nova dos seus objetivos na vida e, num sentido mais imediato, do seu emprego.

A MENINA QUE TINHA MEDO DA FACULDADE

Conheci Evelyn quando ela começou a participar do Changes [Mudanças], um grupo de Chicago aberto a qualquer pessoa para praticar a focalização, ouvindo as outras pessoas, ajudando-se de várias maneiras.

Evelyn não via sentido na sua vida nem tinha objetivos. Nada a interessava. Tinha um emprego de meio período, mas nenhuma ideia de um trabalho que a agradasse.

Sentia-se explorada sexualmente, sem se satisfazer nessas relações. Estava acima do peso, com olhar abatido e triste. Era também extremamente quieta.

Nos relatórios que li ou nas experiências que tive com pessoas que fizeram focalização, algumas parecem de início bastante desoladas.

Mas a focalização faz a pessoa *entrar* em si mesma. Provoca a descoberta de um tesouro. A focalização revela isso em você ou em qualquer pessoa. Quando se percebe, ninguém parece sem esperança. Na verdade, ninguém parece, também, ser passível de ser classificado em termos de tipologias, que não passam de aspectos superficiais e temporários de cada um.

As pessoas que vão ao Changes sempre me mostram isso. Aquela que me impressiona por ser certo tipo de pessoa – arrasada, desolada, letárgica, entediante – pode depois se mostrar diferente, rica, fascinante.

E me lembro da minha impressão de Evelyn. Uma mulher chamada Laura a ouvia regularmente, enquanto ela tentava se concentrar, mas era difícil ouvir Evelyn. Ela nunca tinha sentimentos. Só conseguia falar de coisas externas, situações, outras pessoas. Ficava angustiada por achar que não tinha sentimentos.

Vários terapeutas da faculdade e da comunidade haviam tentado ajudá-la, sem obter nenhum resultado perceptível. Na realidade, apesar de não verbalizarem isso, tinham desistido dela por considerá-la um caso perdido.

Laura não ia desistir de Evelyn e buscou a colaboração de outra mulher, Nanci. Elas ajudaram Evelyn a perceber que a angústia de não ter sentimentos *era em si um sentimento*.

Elas e outras pessoas ouviram Evelyn e a ajudaram a fazer a focalização a intervalos regulares, durante alguns meses. Tendo a elaboração deste livro em vista, pedi aos participantes do Changes que gravassem algumas das sessões. A de Evelyn estava entre elas. Evelyn me autorizou a reproduzir uma sessão de focalização em particular, que fez grande diferença.

Na época em que essa sessão foi realizada, Evelyn já havia mudado. Percebi, por exemplo, que estava esperta, que conseguia distinguir os sentimentos com a precisão de um pensador. Evelyn tinha uma série de traços que era o oposto da mulher que pareceu ser. Naquela sessão de focalização crucial, estava preocupada com a sua formação educacional.

"Acho que deveria cursar uma faculdade", disse. "Todo mundo diz que sim, e acho que isso é uma boa indicação. Quero dizer, sei que devo, se quiser fazer um trabalho interessante. Mas não *quero*."

Depois de uma pausa, disse: "O negócio é que teria de abrir mão de todo o resto e conseguir um trabalho em período integral para pagar a faculdade, e simplesmente não teria tempo para viver. Tudo seria muito tenso e..."

Evelyn se interrompeu. Sabia que estava se esquivando do problema, repetindo motivos conhecidos, que estavam na sua cabeça havia muito tempo. Chegara a hora de ficar em silêncio para focalizar e aguardar serenamente para ver o que aparecia.

Ela suspirou, e fez um longo silêncio. Enfim, disse: "Bem, toda essa história de ganhar a vida e não ter tempo, o problema não tem relação com isso, não mesmo". Ela começou a chorar. "É que é preciso ter tanta fé, ou coisa parecida, para acreditar que poderia levar a sério esse meu lado – quero dizer, o lado que pensa, sabem? O cérebro, a criatividade... Quero estar com gente que pense, e adoro ler e debater e me perguntar sobre as coisas, mas daí a levar a sério esse lado meu que pensa..."

Evelyn conseguira a sua primeira mudança. Algum ponto tenso dentro dela havia se soltado, e o choro foi um sintoma perceptível desse alívio.

Houve outra pausa e, depois, a segunda mudança. Como é comum ocorrer na focalização, uma mudança de direção, o acréscimo de uma nova dimensão. Verbalmente, pode contradizer o que se afirmou antes.

"Não é exatamente isso, ou seja, não é levar a sério esse lado que pensa. Eu conseguiria fazer isso, mas o negócio é que a faculdade é que *atrapalha*. A faculdade me impediria de fazer isso. Por isso ela sempre foi tão incômoda para mim. Como sou insegura demais para me levar a sério, preciso de professores que me digam que as minhas ideias são boas, preciso de pessoas inteligentes que me digam: 'Sim, você é legal, você sabe raciocinar'. Mas os professores nunca fazem isso. Ninguém nunca se interessou nem um pouco por esse meu lado. Sempre me mandam fazer certos trabalhos e coisa e tal que *eles* imaginaram, coisas que não exigem raciocínio. Então, tive de me esconder em mim mesma, mais ou menos isso. Meu lado pensante teve de ficar escondido porque ninguém queria vê-lo. Era como se eu não devesse *me revelar*. É o que sinto quando penso em voltar a estudar. É essa sensação, sabe como é, de não me soltar."

Entre um ciclo e o seguinte, há um silêncio na fita, durante o qual Evelyn fazia a focalização. Quando mudava o modo de o corpo sentir o problema, ela voltava a falar. O que dizia então a respeito do problema era diferente. Ficava outra vez em silêncio, concentrando-se. Mas não lidava com o problema da maneira como o apresentou. Ao contrário, focalizava *toda a sensação* de desconforto, a nova sensação corporal difusa do que ainda não fora solucionado. Dessa forma, não se prendia a pensamentos ou sentimentos a respeito do problema recém-apresentado.

Observe que aquilo que o problema aparenta ser se altera com cada mudança corporal. Por esse motivo não ajuda muito tentar solucionar um problema lidando apenas com os pensamentos e os sentimentos que ele motivou de início.

Ela voltou a chorar.

Então, teve outra mudança. "Não é o que os professores pensam. É... bem, essa minha incerteza, isso de eu não me soltar. Essa sou eu. Isto é, eu entro na faculdade esperando muito, e vai ser a mesma coisa que sempre foi na escola, e vou me desapontar e me magoar outra vez. Eu sempre serei a mesma. Isso, a sensação agora é essa. É a sensação de que... *isso não vai mudar*." Ela suspirou. Ficou em silêncio por um tempo. Então, outra mudança aconteceu.

"Ah, sim, não é... não é só isso. Essa coisa de eu não me soltar... não é da faculdade; é o tempo todo. Eu me sinto desse modo em quase tudo. Isso existe há tanto tempo..."

Outra pausa. Ela estava ouvindo o seu lado interior. Enfim, Evelyn disse: "Sim, é como se me fechasse por dentro porque... porque existe uma coisa que devo *não ver*. Se me soltar, vou ver. Sim, é isso mesmo". Ela chorou por um bom tempo. "Não sei o que é, mas há algo que não devo ver, e se me soltar vou ver. Não... os outros vão ver e eu vou ver. Então preciso não ver nada nem ouvir nada. E eu sempre fui, ah... confusa."

Ela chora de novo.

"Preciso continuar confusa e não ver... alguma coisa. E preciso não me soltar pra que os outros não vejam."

Houve um longo silêncio enquanto ela se concentrava no *Felt Sense* daquela coisa. Durante muito tempo, há apenas silêncio na fita. Alguma coisa desconhecida que ela não deve mostrar aos outros a fez se fechar. Algo desconhecido que está errado nela, algo que sempre procurou não ver, não conhecer. Ao tentar não encarar isso, se impediu de ver ou ouvir qualquer coisa com clareza suficiente. Eu sei que, embora haja um silêncio na fita, ela está focalizando o *Felt Sense* vago de *tudo isso* – de todo o *Felt Sense* de "algo meu que não devo enfrentar, que os outros não devem ver".

Então voltou a chorar.

"Há alguma coisa *errada* comigo! É isso... e os outros vão vê-la se eu me soltar." Tinha ocorrido outra mudança.

"É isso mesmo", prosseguiu, depois de um tempo. "É um sentimento antigo lá no fundo, aquela coisa errada demais em mim. Não sei o que é... uma coisa terrível. Assim, preciso ter o cuidado de não me soltar, porque senão os outros vão ver, e eu também verei."

Então era *isso* que o seu corpo realmente sentia a respeito de entrar na faculdade.

Suponhamos que ela não tivesse feito a focalização nem tido contato com aquele lugar no seu interior. Suponhamos que tivesse se convencido do contrário, cerrado os dentes e se forçado a ficar na faculdade apesar de todas essas dúvidas internas. Com o seu corpo sentindo isso, a experiência da faculdade teria sido horrorosa. É mais provável que tivesse continuado a sentir um obstáculo no caminho e concluísse que escola era sempre a mesma coisa. E é claro que isso seria verdade, mas apenas parte de uma verdade maior.

Mas, naquele momento, ela estava bem. O ponto pesado, dolorido, havia sido localizado. O resto do corpo estava solto. E, justamente pelo fato de o corpo de Evelyn estar com uma sensação diferente, ela (como Fábio) já podia adotar medidas práticas que teriam sido difíceis ou impossíveis antes, e tomá-las de um modo novo. O antigo *Felt Sense* não a teria deixado frequentar a faculdade e "se soltar", como ela disse – não a teria deixado mostrar aquele "lado pensante" com veemência, alegria e confiança. Mas o antigo *Felt Sense* mudara. A sensação alterada não só deixou que Evelyn cursasse a faculdade com esperança, mas lhe permitiu interessar-se pelo que fazia. Teve de se empenhar mais que os colegas, porque o motivo da sua liberação não fora solucionado de uma só vez. Houve momentos em que não conseguia mostrar o seu gosto pelo raciocínio. Mas, cada vez mais, a sua capacidade de pensar criativamente aflorou, e Evelyn passou a conhecê-la e contar com ela.

Isso só poderia acontecer com mudanças na sensação do organismo como um todo. A história de Evelyn ilustra uma característica importante da focalização: curiosamente, você se sente melhor mesmo quando o que aflora não parece estimulante para ninguém que tente analisar a situação racionalmente.

Um dos efeitos da focalização é fazer aflorar porções ocultas do conhecimento pessoal para o nível da consciência. Esse não é o aspecto mais significativo. A mudança corporal, a mudança de um *Felt Sense*, é o núcleo do processo. Mas o desdobramento do conhecimento sentido no corpo – a "transferência" desse conhecimento, na verdade, do corpo para a mente – é presenciado por todos os que praticam a focalização. Esse conhecimento transferido parece fazer parte de um problema complicado, e é de se esperar que a pessoa se sinta pior com isso. Afinal, ela passa a saber de algo ruim que desconhecia antes. Logicamente, deve se sentir pior. No entanto, não se sente assim. Sente-se melhor.

Sente-se melhor, sobretudo porque o corpo fica melhor, mais livre, mais solto. O corpo ganha mais vivacidade; vive de um modo menos constrito. A pessoa localizou um problema que dava uma sensação ruim no corpo. A sensação de liberdade imediata indica a ocorrência de uma mudança corporal, que resulta da busca de uma solução pelo corpo.

Há ainda outra razão. Por mais assustador ou insolúvel que um problema pareça quando se apresenta, o focalizador se acostuma ao fato de que na mudança seguinte tal problema talvez seja bem diferente. Nada do que é ruim é o passo derradeiro.

Por essas duas razões, Evelyn se sentiu melhor quando entrou em contato com a sensação de que "uma coisa terrível" sempre estivera errada nela. Para um observador racional, isso pode parecer um pesadelo: topar com a verdade que se manteve escondida por medo de que algo de errado venha à luz. Mas Evelyn sentiu-se melhor. Ela chorou, é verdade, mas chorou de alívio e porque a sua parte enclausurada era ouvida afinal. O choro é a primeira manifestação de uma parte do eu que foi contida por muito tempo. A mudança corporal foi agradável quando ela teve contato com a sensação. Além do mais, ela tinha certeza de que uma focalização maior removeria aquele ponto pesado, do mesmo modo que outros foram removidos antes.

Quando se faz a focalização corretamente, fica-se contente com o aparecimento de qualquer sensação. Pode-se ouvir um sentimento interno dizer: "Você está perdido!" E você avaliaria isso com cautela e compreensão. Você diria: "Ah, que interessante. Uma sensação de ruína. Não é surpresa que me sentisse preso – se é que havia uma sensação dessas. Estou feliz de que tenha aflorado. Vou descobrir de onde vem essa sensação". Você pode tomar essa decisão porque muitas vezes antes teve sensações semelhantes que mudaram e desapareceram em questão de minutos.

Alguns meses depois da gravação da sessão de Evelyn, numa grande reunião no Changes, havia cerca de 80 pessoas na sala. Ao percorrer a sala com os olhos, vi no meio uma mulher linda, de olhos vivos e bastante alertas. "Quem será?" – perguntei a mim mesmo. "Uma pessoa nova no grupo?" Então me dei conta de que era Evelyn! Só havia passado algumas semanas desde a última vez que a vira, mas talvez não a tivesse olhado com atenção por algum tempo. Evelyn até me ajudou com um texto. Eu sabia muito bem da perspicácia dela, mas nunca a tinha visto antes!

Quando as pessoas mudam, elas mostram a mudança fisicamente. De início, pode não ser percebida por fora, a não ser no relaxamento e na serenidade momentânea dada por uma mudança corporal, uma circulação melhor e uma respiração mais profunda. Mas, ao longo de um período maior, com muitas alterações em problemas diferentes, a mudança é, sem dúvida, perceptível no rosto, na postura, no corpo inteiro. E pode ser surpreendente.

Mais adiante, Evelyn tentou localizar a sensação de que havia algo errado com ela. Essa sensação havia sido herdada de sua mãe. Conseguiu perceber a atitude fundamental e constante da mãe para com ela: "A Evelyn tem alguma coisa errada. Ela não é como todo mundo". Evelyn descobriu isso com muito alívio e muito choro, quando o seu lado abarrotado enfim se liberou e o enorme "bloqueio percebido" se modificou.

Um adendo: Evelyn visitou os pais recentemente. Numa noite, a mãe dela saiu para assistir uma palestra de um programa sobre crianças superdotadas. A mãe voltou para casa empolgada, dizendo que o palestrante havia descrito exatamente uma criança igual a Evelyn quando pequena. A mãe concluiu que havia afinal descoberto o que era tão estranho na sua filha.

O HOMEM QUE NÃO CONSEGUIA TRABALHAR

"Tenho tido uma dificuldade enorme em acabar o livro que estou escrevendo", disse Jorge. "É porque sou obrigado a escrevê-lo. Se não fosse, conseguiria escrevê-lo. Mas, desse jeito, fico sentado e me sinto paralisado – assim, desligado. Parece que não consigo ligar o meu cérebro. Só fico sentado, olhando pela janela. Não consigo escrever. Se surge uma ideia, digo para mim algo como 'ótimo, Jorge, que você teve uma ideia', e então sinto vontade de ler um romance de suspense".

Eu disse: "Como é essa sensação física de 'paralisado', 'desligado'? Concentre-se nela".

Ele ficou em silêncio por cerca de um minuto, sentado, de olhos fechados. Ia dizer algo, mas parou: "É uma sensação de... não..." Evidentemente, sentira alguma coisa e tentava transformá-la em palavras. As palavras estavam vindo; todavia, comparadas com a sensação, não eram as corretas. Não mudaram nada.

De repente, Jorge a descobriu: "Desprezo!" Ele repetiu a palavra, experimentando-a de novo e aprovando-a. "É como se o livro não fosse o mundo verdadeiro. Está só na minha cabeça."

Jorge é professor universitário. Ele tem fama de se dedicar mais aos alunos do que a maioria dos professores.

Ele continuou: "Essa sensação de desprezo... É como se tudo que eu fizesse fosse uma porcaria. O trabalho intelectual não existe no mundo cotidiano. Ele está dentro de nós, como se nada estivesse acontecendo. Não é nem real nem importante. Importante é o que faço no mundo. Isso é real – dar aulas, conviver com os alunos, cuidar da minha família... Ah, já tive isso por muitos anos, de vez em quando. Trabalho intelectual não é nada".

Repeti a essência do que dissera. "Então, há coisas da cabeça que são desprezíveis", afirmei, "e há coisas do mundo, que são reais, que obrigam a cuidar delas."

"Sim. Não. Bem... ah..."

Focalização é isso. A natureza do problema se altera a cada mudança. Você entra em contato com uma sensação e diz: "Sim, é isso!" Depois, sente algo mais profundo ou por trás ou junto com essa sensação e diz: "Não, não era nada disso". O problema, quando você termina, não é o mesmo que imaginava quando começou. O *Felt Sense* do problema muda.

Jorge ficou em silêncio por instantes, concentrando-se. Então, disse: "Há outra coisa. É maluco, paradoxal. Estar no mundo, cuidar das coisas, não é mesmo o meu lado mais importante. Cuidar das coisas, ensinar, ganhar o meu salário – não é o principal para mim. Eu sempre dou um jeito de me livrar disso e voltar a escrever o meu livro. Não faz sentido, não é? Escrever é desprezível porque está tudo na minha cabeça, mas continua sendo o principal, a coisa que mais quero fazer".

"Qual é a sensação física vaga quando você diz 'a coisa que mais quero fazer'?"

"É como se tivesse de escrever. Isso domina a minha vida. Seria terrível se eu não escrevesse, mesmo tendo essa sensação de desprezo."

Eu disse: "Tudo bem. Volte a ela e diga: 'Certo, seria terrível não escrever'. Depois, pergunte qual o sentido exato de 'terrível'".

Jorge sempre deixa escapar um sentimento sem que se forme um *Felt Sense* completo. É aí que geralmente dou a minha contribuição. Ele sabe que é importante aceitar qualquer sensação que apareça, não resistir a ela, não contestá-la com exigências peremptórias de que ela se explique. Não se responde ao sentimento como um pai irado exigindo que ele se justifique. Não se diz: "O que você *quer dizer* com todo esse papo de terrível? Isso não tem sentido! Diga apenas porque seria terrível!" Ao contrário, aborda-se o sentimento de maneira aceitadora.

Jorge aceita as suas sensações, mas não basta. Simplesmente entrar em contato com os sentimentos não muda nada; é apenas o mesmo sentimento, sempre. Deve-se permitir que um *Felt Sense* maior, mais amplo e impreciso se forme.

Jorge disse que seria "terrível". Ainda não sabemos o que havia de "terrível". Para ser descoberta e para que mudasse, a sensação física vaga de tudo que dizia respeito ao "terrível" teve de se formar para ele.

Jorge focalizou o *Felt Sense* e a sua característica. Disse: "Seria terrível não escrever porque... se não escrevesse um livro seria um fracasso, um parasita... bem, não, não exatamente isso..." Ele parou para que aflorasse a palavra certa, que afinal surgiu: "Um *playboy*".

"Um *playboy*. Agora, pergunte-se o que isso significa."

"Ah..." Jorge ficou em silêncio por um bom tempo. "É", disse ele enfim, "isso me põe num caminho horroroso. Uau! Parece... parece até *imoral* não realizar esse trabalho sério, o de escrever". Jorge deu um suspiro profundo. "É sexual", disse. "Essa é a sensação. Não ter de trabalhar escrevendo: isso é sexual. Como se masturbar o tempo todo, ou... espere um pouco, não, é mais como uma criança espiando adultos tendo relações sexuais. Sim, seria isso. Seria como os adultos me dizerem que eu podia ficar ali e assistir".

"E isso não teria problema?"

"Claro que não! Problema nenhum!" A sensação que Jorge teve com a situação parece ter-lhe dado autorização para parar de escrever. Mas, depois, essa autorização foi suspensa. "Espere um pouco", disse ele. "Não sei se não haveria problema mesmo. Seria... ora, parece bom e ruim ao mesmo tempo".

"Separe isso. Veja se você consegue perceber o que há de ruim nisso".

"Bem", disse ele, pouco depois, "tenho uma sensação de vazio. É como se eu me visse diante de um vazio enorme se parasse de escrever. Não faria nada, a não ser ler contos de mistério. Quero dizer, se não me sentisse estimulado a escrever esse livro, poderia fazer o que quisesse, mas não encontraria nada para fazer".

Jorge encontrou um "gancho". Se se distanciasse do trabalho, teria um "vazio enorme". Como esse vazio é assustador, aqueles que o encontram em si mesmos, em geral, voltam correndo para o trabalho e se entregam a outros passatempos de que não gostam. Como Fábio, o rapaz que tinha um nó no estômago, as pessoas podem se esforçar tanto para evitar o vazio que acabam doentes.

A focalização permite abordar esse vazio com serenidade, como qualquer outra coisa porque o vazio é também uma sensação. Em vez de fugir de medo, você vai ao encontro dele e descobre de que se trata.

Incentivei Jorge a fazer exatamente isso. "Fique com a sensação corporal do vazio. Como é ele?" – perguntei.

Jorge ficou em silêncio, sentindo o vazio. Então, disse: "A sensação é de que há coisas que quero fazer, mas... mas não *deixam* vê-las. É como na minha infância, quando meu pai tinha alguns livros na prateleira mais alta e eu não podia alcançá-los com os olhos".

Ele ficou em silêncio de novo. Não o pressionei. Examinou essa sensação de "não deixarem". Pouco depois, inspirou profundamente e soltou o ar com ruído. Eu sabia que algo havia mudado. "É", disse Jorge. "É isso, claro. Hoje sou adulto, certo? Posso olhar qualquer coisa que quiser. Sem dúvida, eu... espere um pouco... Está ficando mais evidente. É claro. Uma coisa que faria se não tivesse de escrever esse livro é correr. Tenho pensado nisso, mas sempre que sinto vontade, acabo me sentando à minha escrivaninha. Sim, e..." Ele parou de falar um instante enquanto outro detalhe aparecia. "E escrevia um livro sobre controle da natalidade! Há muito tempo quero fazer isso. Existe uma questão no controle da natalidade que ninguém abordou ainda, um ponto realmente importante. Eu adoraria escrever esse livro! Não tenho grande interesse no livro em que estou empacado agora. Mas conseguirei terminá-lo, aposto, se me permitir escrever o que quiser. Esse livro sobre controle da natalidade... ah, esse seria ótimo!"

Ele ficou em silêncio por um bom tempo. Depois, disse:

"Agora me sinto bem em terminar esse livro também. É, tudo certo. A questão não era terminar o livro, mas ter de terminá-lo. Sob essa sensação de ser obrigado, mas não conseguir, estava toda a minha energia boa, toda represada. Era isso que imaginava, sem dúvida, mas não conseguia mudar. Parece que a minha vida inteira dependia disso – me permitir ter impulsos proibidos. É isso. Ter liberdade de parar, que é como ter liberdade de seguir os impulsos, que, por sua vez, é como ter liberdade de fazer o que quero, que é escrever. Mas liberdade de escrever com uma energia e um impulso meus. Bem, eu sabia disso o tempo todo, mas agora conquistei isso."

Nesse momento, Jorge estava fazendo uma análise – na verdade, racionalizando a fim de explicar o que o seu corpo já havia solucionado. A análise em si não era necessária. No entanto, os intelectuais gostam de descobrir coisas, o que, feito *em retrospecto*, está bem. O importante foi que o corpo dele seguiu os próprios passos em primeiro lugar. Antes desses passos, a análise de Jorge não teve sucesso.

3. O que o corpo sabe

As histórias do capítulo anterior ilustram as duas principais descobertas nas quais este livro se baseia.

A primeira é de que existe uma espécie de sensação corporal que influencia profundamente a vida de cada um e pode ajudar a atingir os objetivos pessoais. Deu-se tão pouca atenção a essa forma de percepção que não existem palavras prontas para descrevê-la, de modo que tive de criar um termo: *Felt Sense*.

A segunda, é de que o *Felt Sense* se altera se você abordá-lo da maneira correta e muda até mesmo quando você entra em contato com ele. Quando o seu *Felt Sense* de determinada situação muda, *você muda* – e, portanto, sua vida muda.

Analisemos essas afirmações mais detalhadamente.

Primeiro, quero ter certeza de que você sabe o que é um *Felt Sense*.

Um *Felt Sense* não é uma experiência mental, mas sim uma experiência física. *Física* – uma percepção corporal de uma situação, de uma pessoa ou de um acontecimento. Uma aura interna que abarca tudo que você sente e sabe sobre determinado assunto em determinado momento – abarca-o e o transmite de uma só vez, e não detalhe por detalhe. Imagine que seja um gosto ou, se preferir, um acorde musical que o faz sentir um impacto forte, uma sensação grande e vaga.

O *Felt Sense* não surge na forma de pensamentos ou palavras ou outras coisas separadas, mas sim na forma de uma sensação corporal única (embora quase sempre desnorteadora e muito complexa).

Uma vez que essa sensação não é percebida por meio de palavras, não é fácil descrevê-la. É uma percepção desconhecida e profunda que os psicoterapeutas (e todos os outros profissionais) em geral nunca perceberam.

Vou dar um exemplo. Pense em duas pessoas que têm um papel importante em sua vida. Qualquer pessoa. Nesta apresentação, vou chamá-las de Jonas e Helena, mas dê-lhes o nome das pessoas em que pensou.

Deixe a sua mente vagar entre essas duas pessoas. Perceba a aura interna que parece surgir quando você dá atenção a Jonas, à sensação de "tudo que diz respeito a Jonas". Observe a aura inteiramente diferente de Helena.

Quando pensa em cada pessoa, a aura interna não é composta de pedaços de informação que você junta conscientemente. Ao pensar em Helena, você não relaciona detidamente todos os traços físicos e pessoais dela, um por um. Você não pensa: "Ah, é! Helena tem um metro e sessenta e oito de altura, cabelo loiro, olhos castanhos e uma pinta pequena perto da orelha, fala alto, se irrita com facilidade, quer ser dramaturga, gosta de comida chinesa, precisa perder peso..." E também não relaciona cada detalhe do seu relacionamento com ela.

Sem dúvida, existem milhões de detalhes que descrevem Helena como você a conhece, mas você não os percebe um por um, como se fossem pensamentos. Ao contrário, você os capta de uma vez, como uma *sensação corporal*. A sensação de "tudo que diz respeito à Helena" – inclusive cada um daqueles milhares de detalhes que você viu, sentiu, viveu e guardou ao longo dos anos – surge inteira, na forma de uma aura grande e singular sentida no seu corpo.

A sensação de "tudo que diz respeito a Jonas" vem da mesma maneira. É um arquivo imenso de informações: qual a aparência de Jonas, como ele fala, como se conheceram, o que quer dele, o que ele disse ontem e o que você respondeu. A quantidade de informação é assombrosa, mas, mesmo assim, quando você pensa em Jonas, todos os fatos e sentimentos importantes surgem de uma só vez.

Onde fica armazenada essa quantidade imensa de informações? Não na sua mente, mas no seu corpo. O corpo é um computador biológico[2] que gera esse acervo enorme de informações e o transmite a

---

[2] Ward Halstead, meu colega na Universidade de Chicago, passou a vida inteira estudando a "inteligência biológica". Ele formulou muitos testes para investigar como o corpo diferencia as coisas: o tempo, os ritmos, os arranjos espaciais, as impressões de outras pessoas, os rostos. Quando leu o meu livro sobre o *Felt Sense*, Halstead referiu-se a ele com a sua expressão "computador biológico". O corpo executa em fração de segundo centenas de milhares de operações cognitivas.

instantaneamente quando você se lembra delas ou quando elas são motivadas por um acontecimento externo. Seu pensamento não é capaz de guardar todos esses detalhes nem de transmiti-los com tal velocidade. Você precisaria dos anos que lhe restam de vida para relacionar todos os detalhes que conhece de Helena e da sua convivência com ela. Seu corpo, no entanto, informa "tudo que diz respeito a Helena" em uma experiência de reconhecimento ampla, rica e complexa, um só *Felt Sense*.

Para exemplificar mais essa questão, pense nas suas reações quando fala com Helena e quando fala com Jonas. Ocorre uma mudança interna, não é? Você consegue *sentir* a diferença por dentro. Se está conversando em particular com Helena e Jonas entra na sala inesperadamente, percebe que houve uma mudança. O seu *Felt Sense* de Jonas está presente, assim como o seu *Felt Sense* de Helena.

Essas mudanças internas não são provocadas pelo pensamento. Você não pensa: "Ah, essa é a Helena. Com ela tenho de me comportar de tal modo". Quase não há pensamento. Pergunte a si mesmo: "Por que sou *assim* com Helena e sou *de outro jeito* com Jonas?" As respostas não estão na sua mente. Apenas o seu corpo sabe.

Saiba que um *Felt Sense* não é uma emoção. Ele tem componentes emocionais e também componentes factuais. Mas é maior que qualquer emoção isolada, mais complexo e muito mais difícil de descrever com palavras.

Por exemplo, o seu *Felt Sense* de Helena provavelmente conta com uma quantidade enorme de emoções que você sentiu nos momentos em que esteve com ela. Talvez uma emoção específica predomine no seu relacionamento com ela neste exato momento. A emoção predominante agora, digamos, é de raiva. Vocês discutiram feio ontem à noite e agora a primeira palavra de que você se lembra é "raiva". Todavia, essa emoção não é o *Felt Sense* – não é "tudo que diz respeito a Helena".

Costuma-se sentir uma emoção de um modo nítido e preciso, e ela frequentemente aparece com um rótulo conveniente quando você a descreve: "raiva", "medo", "amor", e assim por diante. Um *Felt Sense*, sendo maior e mais complicado, é quase sempre impreciso –

pelo menos até que você se concentre nele – e quase sempre não surge com um rótulo conveniente.

Para exemplificar, suponhamos que haja alguma dificuldade no seu relacionamento com Jonas. Quando lhe pedem que descreva essa dificuldade, talvez você diga: "Fico tenso quando estou com ele. Quando estou com Helena, sinto que o meu lado 'natural' está vivo e livre, mas com Jonas fico desconfortável e tenso".

Essa tensão brota de algum lugar naquilo "tudo que diz respeito a Jonas". Quem não conhece a focalização tende a perceber apenas a tensão, todas as vezes. Nunca recorre ao seu *Felt Sense* de "tudo que diz respeito a Jonas" ou, ainda, de um modo mais estrito, "toda essa sensação esquisita que tenho com o Jonas". A palavra "tenso" talvez seja a que melhor descreva essa sensação, mas "tenso" é apenas a ponta do *iceberg*. Pode ser a sensação predominante em dado momento, mas por trás dela existe algo maior e mais vago.

Você sente essa coisa enorme e vaga no corpo, mas não consegue alcançá-la com a mente – sua mente reclama: "Não *quero* virar uma boba toda vez que estou com o Jonas! Quero ficar relaxada, no estado natural. E por que não consigo? Por quê?" Mas a sua mente não tem resposta. Se ela tivesse uma resposta ou dominasse a situação, talvez você conseguisse superar a dificuldade com o raciocínio e força de vontade. Poderia encontrar uma solução para o problema. Mas isso, evidentemente, é impossível. Por mais que a sua mente reclame, por mais que você pense, a mesma tensão surgirá quando estiver com Jonas. Essa tensão é gerada pelo seu corpo, por causa da presença de Jonas. A reação ignora a sua mente quase por completo. Mas, ao deixar que o *Felt Sense* se forme, você pode ser capaz de lidar com mais do que é capaz de compreender. Se você atentar para o *Felt Sense* seguindo as etapas que apresentarei, ele mudará.

É exatamente disso que este livro trata. É preciso abordar o *Felt Sense* por um caminho totalmente diferente – aquele caminho especial por meio do corpo que denomino focalização. Ao abordá-las dessa maneira, *conseguimos deixar o Felt Sense se formar e mudar.*

A maior parte do que parecia ser orientação emocional ou psicoterapia não surtiu efeito. Os terapeutas tentaram várias vezes nos fazer analisar racionalmente os sentimentos ou "enfrentá-los".

Voltemos àquela dificuldade hipotética do relacionamento com Jonas e vejamos quais são os modos mais comuns de enfrentar o problema. (Infelizmente, todas as iniciativas mais comuns são inúteis.)

Menosprezar o problema – Você tenta se convencer de que o problema não existe ou é corriqueiro demais para se preocupar. "Não importa", você diz. "Não é nada. Eu não deveria deixar essas coisinhas bobas me incomodar."

Racionalização – "Pode ser que Jonas me faça lembrar o meu pai", é a conclusão solene. "Sempre me senti intimidado pelo meu pai. Ele era tão autoconfiante... Jonas também. Claro, claro, deve ser isso..."

Essa racionalização pode ou não ser acertada, mas não muda em nada o sentimento. Você pode racionalizar quanto quiser, quando estiver com Jonas, mas, se a sensação persistir com seus incômodos e tensões inexplicáveis, o relacionamento não será melhor do que na vez anterior.

"Confrontação" do sentimento – "Vou erguer a cabeça, enfrentá-lo e superá-lo", diz você, esperançoso. "Vou ignorá-lo. *Não* o deixarei me derrubar!"

Mas isso não resolve, não é? Se algo o derruba, continuará a derrubá-lo até que ocorra uma mudança fundamental.

Dar um "sermão" em você mesmo – "Agora, veja bem", você diz para si mesmo com toda a seriedade, "está na hora de se controlar e parar com essa bobagem. Você é adulto, não é mesmo? Então, aja como adulto! Não existe motivo algum para o Jonas deixá-lo incomodado..."

Não. Isso também não funciona.

Rendição ao sentimento – Você se deixa levar pelo sentimento, na esperança de que, dessa vez, ao vivê-lo, ele mude. "Realmente, foi horrível quando o Jonas voltou a falar da minha vida sexual. Fiquei com cara de bobo. Eu *sou* uma besta. Puxa, que horror! Eu me sinto um inseto esmagado..." Sempre que se afundar nesse sentimento imutável, vai se sentir tão mal quanto na vez anterior.

Essas tentativas não surtem efeito porque não alcançam nem mudam a origem do incômodo. Ela se encontra no seu corpo. É física. Se quiser mudá-la, será preciso recorrer a um processo de mudança que também seja físico. Esse processo é a focalização.

A segunda parte deste livro ensina a fazer a focalização. Não vou começar a ensiná-la aqui. Por ora, vou finalizar a descrição das características de um *Felt Sense*.

A característica mais empolgante de todas é que o *Felt Sense*, quando bem focalizado, tem o poder de provocar uma mudança.

Pode-se sentir a mudança ocorrer no corpo. É uma sensação física bem definida de algo que se desloca ou muda. É, invariavelmente, uma sensação agradável, de que algo se desprendeu ou se desafogou.

Eu a explico melhor com uma experiência humana familiar: a sensação estranha de saber que se esqueceu de alguma coisa, mas não saber o que é. Sem dúvida, isso já aconteceu com você mais de uma vez. Digamos que vá viajar de avião para visitar a família e os amigos. Você entra no avião incomodado com um pensamento persistente: esqueceu alguma coisa. O avião decola. Você olha pela janela e repassa várias coisas na mente, à procura daquela informação esquiva. O que esqueci? O que *era*?

Você fica perturbado com o *Felt Sense* de uma situação não solucionada, de algo inacabado, de algo deixado para trás. Note que você não dispõe de informações factuais. Dispõe é de uma aura interna, um gosto interno. *Seu corpo sabe o que é, mas você não.*

Talvez tente se desvencilhar dessa sensação, tente desmerecê-la racionalmente ou se colocar acima dela – o método de menosprezá-la. Você diz a si mesmo: "Não, não vou deixar que isso me incomode e estrague a minha viagem".

É claro que isso não funciona. A sensação persiste.

Você suspira e volta a remoer os pensamentos. Encontra uma possibilidade. "A festa da Helena! Esqueci de dizer para Helena que não poderei ir à festa dela!"

Essa ideia não corresponde à situação. É mesmo verdade que você se esqueceu de dizer para Helena que não iria à festa, mas o seu corpo sabe que não é isso que o perturbou a manhã inteira. Você ainda não sabe do que se esqueceu e continua a sentir aquele incômodo sem nome. Seu corpo sabe que se esqueceu de uma coisa diferente e sabe qual é ela. É assim que se consegue dizer que não se trata da festa de Helena.

Em certos momentos, o *Felt Sense* do que é se torna tão vago que quase desaparece, mas em outros surge com tanta força que você sente que está prestes a descobrir o que é. Então, de repente, por causa desse *Felt Sense*, a coisa aflora. As fotos! Esqueci o pacote de fotos que ia mostrar ao Carlos!

Você acertou, e o acerto lhe dá uma sensação de alívio físico repentino. Em algum lugar do seu corpo algo se solta, uma coisa amarrada se desprende. Você o sente pelo corpo todo: ufa!

A sensação é boa. Você pode estar chateado por causa das fotografias, mas o avanço foi bom. Esta é uma das características fundamentais de uma mudança num *Felt Sense*: sempre ocorre essa sensação relaxante e às vezes muito gostosa de um desprendimento físico. Parece uma expiração, depois de se ter contido a respiração. Você sente a tensão sair do corpo.

Não há palavras para descrever o *Felt Sense* e suas mudanças físicas. Portanto, preciso dar um nome a essa sensação de se desprender por dentro. Chamo-a *mudança corporal*.

Nem todos sentem a mudança ocorrer especificamente na barriga. Ela parece acontecer em todo o corpo ou pode parecer um alívio no peito ou o relaxamento da garganta apertada. Chamo-a mudança corporal, sobretudo para insinuar que não ocorre na mente. É sempre, de certa forma, uma sensação física. É comum vê-la e ouvi-la quando ocorre em outra pessoa. Pode acontecer um suspiro de alívio longo e audível, o relaxamento repentino da tensão facial e um relaxamento rápido e reconfortante na postura.

É isso que é ter uma mudança num *Felt Sense*. O exemplo que dei – o de ter esquecido algo numa viagem – é mesmo trivial. Mas, sem dúvida, existem problemas na sua vida que você não considera triviais. Pontos internos obstruídos que atrapalham, situações em que você se sente preso e desamparado. Em todos esses casos, assim como com as fotos esquecidas, o seu corpo sabe muita coisa que você não sabe, muita coisa que você nem imagina.

Ninguém consegue descobrir racionalmente todos os detalhes de um problema pessoal. Nenhum terapeuta consegue. Você não consegue – nem para outra pessoa nem para si mesmo. Os detalhes estão em seu corpo. Só podem ser descobertos por meio da focalização.

Quando você a faz, ocorre um *Felt Sense* fisicamente sentido, como vimos. Por que ele ocorre? De onde vem essa sensação estranha de alívio?

Ela tem duas origens:

Em primeiro lugar, sua mente consciente tem acesso ao conhecimento antes oculto. Você talvez consiga utilizá-lo em uma estratégia para solucionar o problema. Isso pode, sem dúvida, provocar uma sensação de alívio: "Sim, é claro! É aí que está a dificuldade. É nessa direção que eu preciso seguir!"

A segunda origem da sensação de "desafogo" é mais importante. Mesmo que você não possa usar de imediato o conhecimento antes oculto, a mudança corporal torna o corpo todo diferente.

Pense de novo nas fotografias. O fato que era obscuro – "esqueci as fotos" – não podia ser usado imediatamente num plano de ação. Esse fato lhe ocorreu a bordo do avião. Você não podia fazer nada com ele. Apesar disso, seu *Felt Sense* da viagem havia mudado. *Você* havia mudado.

E o mesmo acontece com problemas pessoais mais importantes. Você consegue *sentir* a mudança ocorrer por dentro.

segunda parte

A focalização

4. O *Manual de Focalização*

5. Os seis movimentos de focalização e
o seu significado

6. O que a focalização não é

7. Abrindo um espaço para você mesmo

8. Se você não consegue
encontrar um *Felt Sense*

9. Se você não consegue fazer nada mudar

4. O *Manual de Focalização*

Chegou a hora de você aprender a focalizar.

O ato interno da focalização pode ser dividido em seis etapas ou movimentos. Quando tiver mais prática, não precisará pensar neles como partes individuais do processo. Vê-los como movimentos separados dá ao processo uma aparência mais mecânica do que ele é – ou será mais adiante. Dividi o processo dessa maneira porque aprendi, em anos de experiência, que é o modo mais eficaz de ensinar a focalização a quem nunca a tentou antes.

Encare este capítulo apenas como um manual básico. À medida que o livro avançar, ampliaremos essas instruções essenciais, daremos esclarecimentos e as abordaremos de outras perspectivas. Talvez não ocorra na primeira tentativa, mas você sentirá que algo muda por dentro.

Darei em primeiro lugar as instruções de focalização de forma abreviada, no estilo de um manual. No capítulo seguinte realizaremos os seis movimentos mais detalhadamente, parando para explicá-los e aprimorá-los.

MANUAL DE FOCALIZAÇÃO

1. Clareando o espaço – Vou pedir para você ficar em silêncio, somente consigo mesmo. Procure ter um momento para relaxar... Agora, gostaria que prestasse atenção internamente, em seu corpo, em seu estômago ou peito. Observe o que vem de lá quando você se pergunta: "Como vai a minha vida? O que é mais importante para mim agora?" Sinta isso dentro do seu corpo. Deixe as respostas surgirem devagar desta sensação. Quando alguma preocupação surgir, NÃO VÁ PARA DENTRO DELA. Recue, diga: "Sim, ela está aí. Eu posso senti-la ali". Deixe existir um pequeno espaço entre você e ela. Pergunte-se o que mais você sente. Espere novamente e sinta. Geralmente pode surgir várias coisas.

2. *Felt Sense* – Daquilo que surgiu, selecione um problema pessoal para focalizar. NÃO VÁ PARA DENTRO DELE. Recue. É claro que há muitas partes sobre o que você está pensando – partes demais para pensar em cada uma separadamente. Mas você pode sentir todas essas partes juntas. Preste atenção a esse lugar onde geralmente sente as partes e de lá pode obter uma sensação de como sente o *problema como um todo*. Permita-se sentir essa sensação obscura desse todo.

3. Gancho – Qual é a qualidade dessa sensação (*Felt Sense*) pouco clara? Deixe que uma palavra, frase ou imagem surja do próprio *Felt Sense*. Pode ser uma palavra qualitativa, do tipo *difícil*, *assustador*, *emperrado*, *pesado*, *nervoso*, uma frase ou uma imagem. Atenha-se à qualidade do *Felt Sense* até que algo se encaixe corretamente.

4. Ressoando – Avance e retroceda entre o *Felt Sense* e a palavra (frase ou imagem). Verifique a ressonância de um com o outro. Verifique se há algum sinal corporal que lhe permita saber que a palavra (frase ou imagem) está adequada. Para isso você precisa ter o *Felt Sense* outra vez, assim como a palavra. Deixe o *Felt Sense* mudar, se for o caso, assim como a palavra ou imagem, até que sinta que capturou a qualidade do *Felt Sense*.

5. Perguntando – Agora pergunte: o que é isso, a respeito desse problema como um todo, que produz essa qualidade (que acabou de nomear ou ilustrar)?

Esteja certo de que a qualidade é sentida novamente, fresca, vívida (e não apenas relembrada). Quando estiver com ela novamente, procure tateá-la, tocá-la, estar junto perguntando: "O que faz o problema como um todo tão _____?" Ou pergunte: "O que é *nesse* sentido?"

Se você obtiver uma resposta rápida, desprovida de uma mudança no *Felt Sense*, deixe que a resposta se vá. Volte sua atenção para o seu corpo e encontre o *Felt Sense* outra vez. Pergunte novamente.

Esteja em contato com o *Felt Sense* até que algo surja junto com uma mudança, um leve estalo ou alívio.

6. Acolhendo – Acolha o que quer que surja junto com a mudança (*Felt Shift*) amigavelmente. Permaneça com isso por um tempo, mesmo que seja apenas um leve alívio. Seja o que for, essa é apenas uma mudança, pois haverá outras. Você provavelmente continuará após um tempo, mas fique assim por alguns momentos.

SE DURANTE ESTAS INSTRUÇÕES, EM ALGUM LUGAR VOCÊ SENTIR TER TOCADO UMA SENSAÇÃO CORPORAL HOLÍSTICA E POUCO CLARA DESTE PROBLEMA, ENTÃO VOCÊ O FOCALIZOU. Não importa se a mudança corporal surgiu ou não. Ela surge do seu modo, nós não a controlamos.

A HISTÓRIA DE UM PROBLEMA "TRIVIAL"

Vejamos os movimentos da focalização em ação.

A mulher que contou a experiência a seguir está perto dos 30 anos. Vou chamá-la Cláudia. Ela e o marido – digamos, Fernando – moram no subúrbio. Ele trabalha num banco, onde tem grande possibilidade de chegar a gerente. Cláudia é professora durante meio período em um colégio. O trabalho de meio período é necessário, porque ela precisa cuidar do filho de 5 anos.

Uma noite, Fernando chegou em casa radiante. O presidente do banco lhe dissera claramente que a empresa tinha planos de expansão e que ele, Fernando, era um funcionário fundamental nos planos. Na empolgação, ao contar a história a Cláudia, Fernando derrubou uma travessa da mesa da cozinha e a quebrou. Era a melhor porcelana que ela tinha. Cláudia teve um acesso de raiva, subiu as escadas chorando e se recusou a preparar o jantar.

Ela ficou surpresa e irritada com a sua explosão. Situações tão conturbadas assim não eram comuns.

Cláudia ficou sozinha no quarto e tentou se recompor usando aqueles métodos conhecidos de todos, que raramente funcionam. Primeiro, tentou desconsiderar o problema, classificando-o como "trivial", como se tivesse esperança de que ele nem existisse. "Então, ele quebrou uma travessa cara", disse a si mesma, com raiva. "Será que sou tão idiota de me irritar com *isso*? A droga da travessa nem é tão importante na minha vida. E, aliás, posso comprar outra..."

Isso não surtiu efeito. A irritação se recusava a desaparecer. Em seguida, Cláudia tentou analisar a situação. "Bem, nos últimos dias estive sob grande tensão", disse a si mesma. "Deixei o trabalho da escola se avolumar, tive de ficar acordada até tarde corrigindo aquelas provas. Não dormi o suficiente... Claro, deve ser por causa disso. Eu estava irritada."

Nenhum resultado. O que ela disse devia ser verdade, mas nada mudava por dentro. Os sentimentos de raiva e irritação continuavam no mesmo lugar.

Enfim, Cláudia decidiu tentar a focalização, que praticara durante muitos anos e a fizera se sentir muito bem – era, em certo sentido, "fluente" nisso, do mesmo modo que se é fluente na língua materna. Ela não fez os seis movimentos de focalização um de cada vez, como o principiante deve fazer, mas passou por eles num movimento único, contínuo. Ao recontar aqui a experiência dela, porém, vou assinalar os vários movimentos para que você perceba como ela foi de um para o outro.

Preparação – Cláudia ajeitou-se da maneira o mais confortável possível, livrando-se de todas as irritações físicas desnecessárias que poderiam mascarar o que o corpo queria lhe dizer. Lavou o rosto, porque ficou quente e ardente depois do choro. Tirou os sapatos, apoiou um travesseiro na cabeceira da cama e se recostou.

Primeiro movimento: clareando o espaço – Ela juntou todos os problemas de um lado, como se estivesse abrindo espaço para si numa despensa desordenada. "Por que não me sinto bem agora? Bem, ainda tenho de terminar de corrigir aquela pilha de papéis amarrotados da escola. E há o problema de a escola maternal ficar mandando Davi para casa. E, claro, essa novidade horrenda da travessa quebrada..."

Cláudia distanciou-se um pouco de todos esses problemas. Sabia que não tinha como fazê-los desaparecer. Mas também sabia, por ser uma focalizadora experimentada, que podia ficar sossegada por um tempo, longe deles.

Segundo movimento: o *Felt Sense* – Cláudia voltou a atenção para o problema que, naquele momento, parecia ser o pior: o escândalo por causa da travessa quebrada. Evitou intencionalmente qualquer *conclusão* a respeito disso, qualquer análise ou explicação. Simplesmente esperou o *Felt Sense* do problema.

Ela perguntou: "Qual é a sensação de *tudo isso*?" E, então, deixou que a sensação imprecisa lhe viesse por si só – ampla, vaga, sem forma de início, sem palavras que a descrevessem, sem rótulos ou identificações de qualquer tipo.

Cláudia não se impacientou com a falta de forma. Não exigiu que isso se identificasse. Nem tentou impor uma identificação: "Ah, é, claro... Essa sensação estranha deve ser..." Ela deixou a sensação existir por um bom tempo, talvez por meio minuto.

Terceiro movimento: buscando um gancho – Com delicadeza, se perguntou qual era a característica da sensação. Esperou para que o *Felt Sense* desse um nome a si mesmo ou surgisse uma imagem que condissesse com ele.

Mais uma vez, Cláudia evitou analisar, evitou repreender-se, evitou as pressuposições e as deduções. Ela queria que a resposta viesse da própria sensação, não das informações confusas de sua mente.

No terceiro movimento, uma palavra, uma frase ou uma imagem – caso se ajuste com precisão – faz as vezes de um "gancho" no *Felt Sense*. Em geral, se consegue sentir aí a primeira mudança, o primeiro bocado de movimento interno (às vezes apenas um espasmo) que diz é isso.

Como costuma ocorrer, executou os movimentos da focalização quase simultaneamente nesse instante: obteve uma palavra (terceiro movimento), verificou-a (quarto) e perguntou ao *Felt Sense* a que ele se referia (quinto).

Falando mais do que a própria Cláudia, eu descreveria o que se passou desta forma. Ela perguntou: "O que é pior nisso?" A sensação respondeu: "A raiva do Fernando". Outra pergunta: "Por causa da travessa quebrada?" A resposta sem palavras: "Não. A travessa não tem nada com isso. A raiva é pelo ar exultante, pelo modo como ele transmite confiança no futuro".

Assim, o problema mudou. A mudança interna foi inconfundível.

Cláudia recebeu a mudança por inteiro e a percebeu vezes seguidas, sentindo-a ocorrer no próprio corpo. Quando o corpo parou de mudar, ela prosseguiu.

Uma mudança como essa pode ocorrer a qualquer momento durante a focalização. Você a aceita e passa para outra rodada de focalização.

Ela voltou a ter o *Felt Sense*, com o problema modificado no seu corpo nesse momento. "A exultação dele... qual é agora a sensação toda disso?"

Cláudia aguardou. Não tentou impor palavras ao *Felt Sense*. Esperou pacientemente e deixou o *Felt Sense* falar por si mesmo (um segundo movimento, mais uma vez).

Ela tentou captar o caráter da sensação, o desconforto indistinto daquilo tudo, e conseguir um gancho nessa característica (de novo, o terceiro movimento).

Surgiu uma palavra: "Invejosa".

Quarto movimento: ressonância – Cláudia cotejou a palavra "invejosa" com o *Felt Sense*. "Invejosa – seria a palavra certa? A sensação é isso?" O *Felt Sense* e a palavra aparentemente combinavam, mas não perfeitamente. Pareceu que o *Felt Sense* disse: "Não é exatamente inveja. Há inveja aí em algum lugar, mas..."

Ela experimentou com "uma espécie de inveja" e sentiu um pequeno movimento e a respiração, que a fez saber que era esse o gancho no *Felt Sense*. Ela repetiu e... era mesmo.

Quinto movimento: perguntando – Cláudia perguntou ao próprio *Felt Sense*: "O que é essa espécie de inveja?"

Ela deixou a pergunta chegar ao vago *Felt Sense*, que se agitou um pouco. "O que é *isso*?" – perguntou, quase sem falar.

E então, de repente, veio a mudança. "Espécie de inveja... ah... é mais como... uma sensação de ser *passada para trás*."

"Ah!" Esse "ah!" veio com uma sensação de movimento ampla e satisfatória. O corpo de Cláudia lhe dizia que ela estava infeliz com o fato de que a sua carreira estava sem perspectiva.

Sexto movimento: acolhendo – Quando Cláudia tentou ficar com o alívio dessa mudança, teve de protegê-la das vozes que logo a atacaram. "Você não devia se sentir assim." "Você tem a sorte de estar empregada como professora." E também: "Como vai deslanchar a sua carreira?" "Você sabe que não há o que fazer".

Cláudia refutou todas essas vozes. "Isso pode esperar", disse. E voltou a sentir a nova abertura. "Ser deixada para trás... Será que ainda sinto isso?... Sinto, sim. Aí está isso outra vez... é mesmo... é *assim* que me sinto."

Outra rodada

Mas essa particularidade – a sensação de ter sido deixada para trás – era apenas a ponta do *iceberg*. Cláudia queria ver se a sensação a levava a uma mudança e um movimento maior.

Por isso refez o ciclo de movimentos de focalização. "O que é essa sensação de ter sido deixada para trás? O que ela tem mesmo a ver comigo? O que é mais desagradável nela?"

Essa sessão de focalização durou no mínimo 20 minutos. Quanto terminou, Cláudia sentiu-se bastante renovada. O teor do seu problema havia mudado, de modo que *ela* mudou. Ela e Fernando conversaram com calma sobre a sua vida e o futuro.

A travessa quebrada foi esquecida. Essa sessão de focalização não fez desaparecer o problema da oposição entre a carreira de Cláudia e sua função de mãe, mas deu início a uma série de mudanças internas benéficas. As sessões seguintes lhe revelaram mais sobre ela mesma e a ajudaram a sair do atoleiro em que estava.

5. Os seis movimentos de focalização e o seu significado

Agora percorreremos os movimentos mais devagar. Depois de você ter lido este capítulo, tente focalizar um problema pessoal e veja se surte efeito. Deixe o livro aberto no *Manual de Focalização* (capítulo 4) e siga sem pressa os seis movimentos, dando atenção especial à sensação corporal em cada etapa do processo. Se não sentir mudança alguma, passe para os outros capítulos do livro e tente novamente depois. No fim, você se verá realizando o ato interno da focalização e, quanto mais a praticar, mais fácil e mais natural ele parecerá (mais adiante, use a "Focalização resumida", no final deste livro).

PREPARAÇÃO

Encontre um horário e um lugar para ficar quieto por alguns momentos. Se quiser que um amigo fique a seu lado, não há problema e pode ajudar de verdade. Mas o amigo precisa saber apenas ouvir em silêncio, não deve querer que você fale, se não sentir vontade, e não deve analisar nem opinar se você decidir dizer o que ocorre no seu íntimo. O silêncio total é bom, e também não faz mal que diga coisas como "sim, estou escutando... entendo". Nessa fase, porém, ele não deve dizer nada além disso.

É aconselhável sentar-se num lugar que seja ao menos um pouco diferente do habitual, ou seja, não tente fazer a focalização sentado à mesa em que você trabalha, nem na sua poltrona preferida. Sente-se em outra cadeira ou na beirada da sua cama – ou, se preferir, saia para caminhar ou recoste-se numa árvore.

Tente sentir um conforto físico geral, ou até um bem-estar completo (o que, com sorte, acontecerá mais adiante). Se pequenos incômodos físicos o irritarem, eles ocultarão outras coisas que o seu corpo tentar lhe dizer. Se você está com frio, vista um casaco. Se os seus pés estão coçando, tire os sapatos e coce-os. Recoste-se e relaxe a mente.

Primeiro movimento: clareando o espaço

Agora, pergunte: "Como me sinto? Por que não me sinto bem? O que está me importunando hoje?"

Fique quieto. Ouça. Deixe surgir o que quer que seja. É provável que um dia você perceba que meia dúzia de preocupações está o deixando tenso. Algumas preocupações podem ser por problemas grandes, com os quais você já lutou muitas vezes. Todo mundo tem uma lista de problemas que passam de um ano para o outro, e em qualquer momento podem parecer prioritários. Não tente fazer uma lista de todos os problemas que lhe venham à cabeça; pense apenas naquele que o deixa tenso nesse momento.

Também é provável que, junto com os grandes problemas pessoais, você perceba que outros, relativamente corriqueiros, estão perturbando a sua tranquilidade.

Deixe que todos aflorem e se mostrem – tudo aquilo que o impeça de se sentir inteiramente feliz nesse instante. NÃO SE PRENDA A NENHUM PROBLEMA. Apenas relacione mentalmente os grandes e os pequenos, os principais e os secundários. Ponha-os à sua frente, dê um passo para trás e examine-os a distância.

Afaste-se deles o máximo que puder, com uma atitude positiva. "Fora esses todos, estou bem", você pode dizer. Pode ser uma lista horrível, mas é tudo. "Há aquela coisa com o Jorge e a Joana. E também aquilo da solidão – é, essa eu conheço bem; é antiga. E há também o probleminha gozado do que eu disse ontem ao Cristiano."

Você sente um aumento pequeno no seu bem-estar? Vá empilhando os problemas até ouvir algo dizer: "Fora esses todos, estou bem".

Segundo movimento: o *Felt Sense* do problema

Pergunte-se qual é o pior problema nesse momento. Pergunte-se qual machuca mais, parece ser o mais pesado, o maior, o mais agudo, o mais espinhoso, o mais maçante e pegajoso – aquele que dá uma sensação *ruim* em qualquer sentido que você e o seu corpo deem à palavra "ruim". Ou, então, apenas escolha um problema.

Mas não enfrente o problema como de costume. Distancie-se dele e perceba como ele faz o seu corpo reagir quando você pensa nele como um todo apenas por um instante. Pergunte: "Que sensação esse problema transmite?" Mas não responda em palavras. Sinta o problema *inteiro*, a sensação de tudo isso.

Nesse segundo movimento, você provavelmente começará a se deparar com vários ruídos da sua mente: broncas em si mesmo, análises, clichês, muita queixa e palavrório. Você precisa tentar ultrapassar de algum modo esses ruídos para chegar ao *Felt Sense*.

Trata-se de ficar calado, para variar um pouco, ouvir e sentir. Você pode obter bons resultados sendo paciente. Suponhamos que o problema que você tenta focalizar seja a piora de um relacionamento que foi bom. Ao procurar sentir a aura interna do problema, os sermões podem começar: "Lá vou eu estragar mais um relacionamento. Qual é o meu problema? Por melhor que seja o relacionamento, sempre acho um jeito idiota de torná-lo ruim".

Quando esse tipo de ruído começar, desligue-o com tolerância e delicadeza. Diga a si mesmo: "Sei, sei disso tudo. Em outra hora darei atenção a isso. Vamos deixá-lo de lado por ora".

Seja firme e educado do mesmo modo se você se pegar analisando o problema ou tentando saber o que ele acarreta. "Bem, o que deu errado é óbvio" – você se ouvirá dizer. "Estou só com medo de outras pessoas, e, para escondê-lo, faço esse carnaval todo. Como na noite passada, quando eu…" Deixe isso para lá. Diga a si mesmo: "Claro, você pode ter razão a esse respeito. Mas neste exato momento não estamos tentando explicar nada. O que estamos tentando perceber é *qual a sensação que essa coisa toda transmite*".

Você está tentando chegar ao sentimento único que abrange "*tudo isso* do meu relacionamento com…" ou "*tudo isso* de eu ter saído do emprego". Esse sentimento contém muitos detalhes, assim como uma peça musical contém muitas notas. Uma sinfonia, por exemplo, pode durar uma hora ou mais e contém milhares de tons musicais, emitidos por muitos instrumentos diferentes, numa diversidade de combinações e sequências. Mas você não precisa saber todos esses detalhes da estrutura da sinfonia para senti-la. Caso se trate de uma sinfonia muito conhecida, basta você ouvir o nome dela para sentir a sua aura instantaneamente. *Tal* sinfonia: a sensação dela vem a você por inteiro, sem detalhes.

Da mesma maneira, você está tentando entrar em contato com a sensação provocada pelo problema. Deixe a sua percepção ir bem fundo e ultrapassar os detalhes que possam distraí-lo e desviar sua atenção, ultrapassar todas as queixas e o palavrório, *até que você sinta a aura grande e única que engloba tudo isso.*

Não, não é fácil – não de início. É em parte uma questão de saber a que dar atenção e o que ignorar. É uma questão de saber como preparar a mente para que ela seja receptiva a determinadas coisas que acontecem dentro de você, mas não a outras.

Ao procurar a sensação transmitida por um problema, você tenta que a sua mente faça essencialmente o que ela faz ao rememorar o sentimento do seu conhecimento de uma pessoa. Você pode estar ciente de certos detalhes, mas não preso a eles. Sua atenção está sobretudo no sentimento único, na sensação de *tudo isso.*

Assim que tiver a sensação do problema como um todo, permaneça com ela por um tempo. Não tente concluir o que é importante. Não tente tirar conclusão alguma. Apenas deixe-a ficar e sinta-a.

O *Felt Sense* é a noção holística, imprecisa, do todo. É algo que a maioria das pessoas ignoraria, por ser obscuro, difuso, vago. Da primeira vez que você se atém a ela, talvez fique pensando: "Ah, é *isso*? Você quer que eu fique sentindo isso? Mas *isso* não passa de uma coisa insignificante e incômoda!". Sim, é exatamente desse modo que o seu corpo sente tal problema, e a princípio é bastante impreciso.

Terceiro movimento: encontrando um gancho

Qual é a característica do *Felt Sense*? Procure um adjetivo, como "grudento", "pesado", "irritado", "indefeso", "apertado", "sobrecarregado" ou uma palavra desse tipo, ou uma frase curta pode ser que sirva: "como numa caixa", "ter de realizar". Uma combinação de palavras talvez se adapte melhor, como, por exemplo, "amendrontado--apertado", ou "irritado-inquieto". No entanto, pode aparecer uma imagem que a represente melhor – como, "uma bola de chumbo pesada".

Você não espera uma análise, mas está à procura do cerne do *Felt Sense*. Espera o ponto crucial de *tudo isso*, a característica especial que brota disso.

Essa característica pode ser a sensação de ter agido errado, por exemplo, ou uma sensação de desamparo. Ou pode parecer opressivo, assustador, tenso ou apreensivo – ou quem sabe nem exista uma palavra para isso.

Repito: evite impor uma palavra ao *Felt Sense*. Deixe-a aflorar pura ou experimente uma palavra sem forçar.

Nesse terceiro movimento, é possível que veja o problema mudar. Ele pode começar a transmitir uma sensação diferente daquela que você esperava antes de começar a focalizar – diferente de tudo que pudesse imaginar racionalmente. A diferença pode ser pequena e sutil e desnorteadora de início.

É isto que você procura: aquilo que vem junto com a mudança corporal. Descarte todo o resto.

Quando a palavra ou a imagem está correta, nós a chamamos "gancho". Assim que você diz as palavras (ou forma a imagem), todo o *Felt Sense* muda levemente e dá certo alívio. É um sinal, como se ele dissesse: "Está correto" – como ao se lembrar de algo que você tinha esquecido. A sensação do que havia esquecido guia a rememoração. Por saber que várias das ideias perfeitamente sensatas não fazem parte da sensação, você as descarta, até chegar àquela que a própria sensação indica.

É como a velha brincadeira de esconde-esconde. Quem sabe onde o objeto está escondido diz "está frio, mais frio, gelado" à medida que você segue na direção errada, e "quente, mais quente, mais quente ainda", à medida que você se aproxima do local certo.

Neste caso não é outra pessoa, mas o seu *Felt Sense* que diz "frio, frio, frio" (mas sem nenhuma alteração) e depois diz "ah... mais quente... quente! quente!" (liberando-se ou mudando ligeiramente o modo como o seu corpo a sente).

Deixe que as palavras ou imagens se desprendam da sensação. Deixe que ela própria se nomeie: "medo" ou "um ponto rígido dentro de mim" ou "uma sensação de peso aqui".

Em geral, quando se encontra o gancho certo, ocorre uma única pequena mudança corporal, suficiente para que você diga que é o correto. Você precisa deixar-se sentir essa pequena mudança, para não perdê-la. Sua atenção tem de estar no seu corpo para perceber se essa palavra, frase ou imagem provoca aquele alívio pequeno que diz: "Está certo. Combina".

QUARTO MOVIMENTO: RESSOANDO O GANCHO E O *FELT SENSE*

Compare com o *Felt Sense* a palavra ou a imagem que lhe veio no terceiro movimento. Veja se combinam com precisão – um encaixe perfeito. Pergunte (mas não responda): "Está correto?"

Deve haver uma resposta sentida, uma inspiração profunda, íntima, a sensação de nova liberação, que o faça saber que as palavras estão certas.

Às vezes, no entanto, essa sensação de confirmação – essa sensação de *isso mesmo* – não se manifesta. Tente sentir com precisão maior. Aguarde e deixe que palavras mais precisas venham da sensação.

Para fazer essa comparação, você precisa voltar a experimentar aquela sensação. Deve entrar em contato com ela outra vez na forma de um sentimento. Muitas pessoas se atêm ao *Felt Sense* muito bem até conseguirem as primeiras palavras para ele. Depois, por alguma razão, a sensação desaparece, e elas ficam apenas com as palavras. Se isso acontecer, obviamente você não pode fazer uma comparação direta das palavras com a sensação. Por isso, é preciso deixar o *Felt Sense* voltar – não necessariamente a mesma sensação de antes, mas a sensação como ela é nesse momento (talvez um pouco alterada). Diga as palavras a si mesmo *delicadamente*, repita-as várias vezes, com a intenção de sentir diretamente aquilo que elas designaram. Em geral, após 10 ou 20 segundos, a sensação – como ela é – retorna.

Não há problema se a sensação também mudar por conta própria à medida que você faz a comparação. Deixe que ambos os lados – a sensação e as palavras – façam o que for preciso, até que combinem perfeitamente.

Quando você obtiver uma combinação perfeita, quando as palavras corresponderem à sensação, permita-se sentir durante um minuto. Talvez você sinta vontade de dizer algo como "é... é mesmo... está certo...", e deixe que isso *exista*.

É importante investir esse minuto. A sensação de acerto não se restringe à verificação do gancho. É seu corpo mudando nesse instante. Desde que ele esteja mudando, soltando-se, enriquecendo-se, movimentando-se, deixe-o continuar. Dê-lhe o minuto ou dois de que necessita nesse momento para se soltar e mudar por inteiro. Não se apresse. Você acabou de chegar neste ponto.

QUINTO MOVIMENTO: PERGUNTANDO

Se uma grande mudança, uma abertura e uma liberação do corpo ocorreram nos primeiros movimentos, passe direto para o sexto, a fim de acolher o que surgiu com a mudança.

Por exemplo, pode ser que você já tenha conseguido essa mudança no problema quando se sentou em silêncio com aquela sensação, percebendo o fundamento e a característica dela. Ou talvez ela tenha surgido com uma palavra ou uma imagem. Isso pode ter acontecido quando você comparava o gancho com o *Felt Sense*.

É mais comum, porém, que um gancho preciso lhe dê um bocadinho de mudança, o suficiente para que saiba que ele está certo. Você sente esse acerto várias vezes (por comparação), até que tenham ocorrido todos os efeitos no corpo que esse acerto poderia provocar. Então, você precisa de uma mudança, que ainda não ocorreu – pelo menos não do tipo que muda o problema.

Surge, assim, o quinto movimento, o questionamento.

Nesse movimento você pergunta direto ao *Felt Sense* o que ele é. Em geral, isso implica *investir algum tempo* (mais ou menos um minuto, que parece muito) com o *Felt Sense* impreciso ou voltar a ele várias vezes. O gancho ajuda a fazê-lo.

Usa-se o apoio para fazer o *Felt Sense* se apresentar *expressiva-mente* vezes seguidas. Não basta lembrar-se de como ele era alguns momentos antes. Ele precisa estar presente; do contrário, você não conseguirá questioná-lo. Se perder o contato com ele, recorra ao gancho e pergunte: "Isso continua aqui?" Depois de alguns segundos, ele se apresentará (como antes ou com uma pequena mudança).

Agora você pode perguntar a *ele* o que ele é.

Por exemplo, se o seu gancho era "irritado", diga "irritado" para si mesmo até que o *Felt Sense* volte com vivacidade, e, então, pergunte a ele: "O que nesse problema me deixa tão irritado?"

Se ouvir uma série de respostas rápidas em sua cabeça, deixe--as passar e depois pergunte de novo. Aquilo que vem rápido em sua mente é informação antiga. De início, a pergunta ao *Felt Sense* pode não produzir a resposta, mas, da segunda ou da terceira vez que perguntar, produzirá. Em reação, o próprio *Felt Sense* se agitará e dessa agitação surgirá uma resposta.

Você pode diferenciar as respostas simplesmente mentais daquelas que vêm do *Felt Sense*. As respostas mentais surgem de imediato e são sequências rápidas de pensamento. A mente se intromete e não dá espaço para que você entre em contato direto com o *Felt Sense*. Deixe tudo isso passar e volte a entrar em contato com o *Felt Sense*, usando mais uma vez o gancho. Quando o *Felt Sense* voltar, faça a pergunta a ele.

Um dos procedimentos mais importantes da focalização é fazer "perguntas abertas". Você pergunta, mas depois, intencionalmente, se abstém de tentar dar a resposta por meio de qualquer processo racional consciente.

As pessoas, em geral, acham que sabem a resposta dessas perguntas ou determinam qual ela deva ser. Elas fazem perguntas fechadas – na verdade, perguntas retóricas que respondem imediatamente. Não faça isso com o *Felt Sense*. Questionar o *Felt Sense* é quase como fazer uma pergunta a outra pessoa. Faz-se a pergunta e depois se *aguarda a resposta*.

Há uma diferença entre *impingir* palavras ou imagens a um sentimento e deixar que *venham* dele. Ao impingi-las, você, na realidade, sufoca o sentimento e impede que ele mostre seu caráter verdadeiro. Você lhe diz: "Ah, já sei o que *você* é. Não vejo por que perder tempo com você".

Ao contrário, as palavras e as imagens que *vêm* da sensação são as que provocam uma diferença nunca sentida antes. São do tipo que fazem a pessoa dizer: "É *disso* que se trata!" As palavras e as imagens é que produzem uma mudança corporal.

A mudança corporal é misteriosa nos seus efeitos. Sempre proporciona uma sensação prazerosa, mesmo que aquilo que tenha sido revelado não atenue o problema de um ponto de vista distanciado, racional.

Se o *Felt Sense* não ocorrer nem responder de pronto, tudo bem. Passe mais ou menos um minuto com ela. Não controlamos quando a mudança vem. (Isso é "gratuito".) Crucial é o tempo que você despende, sentindo-a (voltando a ela vezes seguidas). Se você passa um tempo percebendo algo vago que é significativo a respeito de um problema sem saber o que é, está focalizando.

Às vezes, ajuda fazer uma das perguntas a seguir – primeiro tente uma; mais tarde, a outra. Com cada uma, você precisará ter certeza de que a pergunta atinja o *Felt Sense*. De início, em geral, a sua mente responderá. Apenas repita a pergunta até que o *Felt Sense* se mova.

1. "O que é pior nisso?" (Ou: "O que é mais 'irritante' nisso?" – caso a sua palavra de apoio seja "irritado".)

2. "De que o *Felt Sense* precisa?" (Ou: "O que seria necessário para que isso dê uma sensação boa?")

Se você entrou em contato com o *Felt Sense* no questionamento normal, depois fez essas duas perguntas e passou mais ou menos um minuto de cada vez percebendo a sensação imprecisa, talvez seja bom parar a focalização agora.

A focalização não é um trabalho. É um tempo amistoso passado com o seu corpo. Volte ao problema mais tarde, renovado, ou amanhã.

Sexto movimento: acolhendo

Surja o que surgir na focalização, aceite. Assuma uma atitude de satisfação pelo fato de que seu corpo lhe comunicou algo, seja o que for. Trata-se apenas de uma mudança, não da última palavra. Se você estiver disposto a receber esse recado amigavelmente, aparecerá outro. Se der esse passo para a mudança, que vem a seguir, haverá mais mudança, surja o que surgir mais adiante.

Você *não* precisa acreditar no *Felt Sense*, concordar com ele ou fazer o que ele diz agora; precisa apenas acolhê-lo. Logo sentirá profundamente que, logo que aquilo que surgir como uma mudança for aceito, outra mudança ocorrerá. O que o seu corpo disse então será bastante diferente. Assim, permita que ele lhe diga o que precisar dizer.

Por exemplo, com a mudança pode surgir algo que você precise fazer, ou seja, uma necessidade do seu lado mais profundo. Contudo, a forma inicial em que ela se apresentar talvez seja impossível de ser compreendida por você. Pode parecer que ela esteja exigindo que você deixe sua mulher, seus filhos e seu emprego e, além disso, pode demandar muito dinheiro. É muito importante preservar essa primeira forma, em que se pode perceber a direção que a sua vida toma, muito embora ela, nesse momento, não dê conta das questões realistas. Seu corpo está mudando, a direção da sua vida está aparecendo; esse é apenas um passo. As perguntas que esperem. Você não vai sair por aí para fazer uma maluquice. Conserve essa nova noção de qual deve ser a direção certa e não se preocupe nesse instante com a forma que ela acabará assumindo.

Até mesmo a mais ínfima mudança deve ganhar cerca de um minuto de atenção. "Ótimo, pelo menos agora sei onde está o problema" – é o que você talvez descubra com um alívio momentâneo. Então, as perguntas críticas vão querer apagá-la rapidamente. "Certo, mas qual é a vantagem se não consigo fazê-lo mudar?" "Será que é real? Talvez eu esteja me iludindo." "E se eu não sentir outra mudança depois desta?" Preserve a mudança que veio com todas essas vozes negativas. Pode ser que elas estejam certas, mas terão de esperar. Não permita que soterrem esse broto verde que acaba de despontar.

Apenas um bom tempo depois é que se vê com certeza se esse avanço no problema é verdadeiro. Por enquanto, dê-lhe espaço para respirar. Deixe-o se desenvolver. Sinta-o. Fique com ele.

Você pode suspender a focalização depois disso ou prossegui-la. Mas não se apresse. Daqui a um minuto pode ser que você talvez o faça.

Se decidir parar, sinta que realmente pode deixar esse lugar e retornar mais tarde. Ele é mesmo muito parecido com um *lugar*, um ponto na sua paisagem interna. Sabendo onde ele está e como encontrá-lo, você pode afastar-se e retornar no dia seguinte.

O que surge com a focalização nunca é um fardo se você adotar a atitude que chamamos "acolhimento". Receba bem qualquer coisa que venha com a mudança corporal, mas mantenha certa distância dela. Você não está nela, mas *perto dela*. Esse espaço, em que você está próximo, forma-se em instantes, quando seu corpo relaxa. "Não posso resolver tudo num só dia" – você diz a si mesmo. "Eu sei que isso está aí. Posso achar dê novo. Mas posso largá-lo por enquanto". Você não está nem fugindo da coisa nem entrando nela. Você tem um tempo para respirar. Sente que existe um espaço entre a coisa e você. Você está aqui; ela, lá. Você a possui; você *não* é essa sensação.

Outro modo é imaginar uma porta entre ela e você, caso queira. Você está com a mão na maçaneta e pode abrir um pouco a porta toda vez que desejar.

VOCÊ DESEJA OUTRA RODADA DE FOCALIZAÇÃO

Sinta se seu corpo deseja parar ou continuar a focalizar. Ele diz algo como: "Espere! Acabei de chegar a esse ponto, deixe-me ficar por aqui um dia ou dois. Isso é novo para mim?" ou "Não vamos parar, este ainda não é um lugar novo. Não quero ser deixado aqui!" Imagine-se seguindo adiante e sinta sua reação; então, imagine-se parando e sinta também sua reação.

Se você parar, aguarde um minuto para ter certeza de que será capaz de voltar ao passo que acabou de obter em relação ao seu problema. Normalmente, não basta lembrar do resultado. Alguém pode lembrar disso depois, mas pode perder o realismo diretamente experienciado que tem agora. Ajuda lembrar o que surgiu logo antes da última mudança. Por exemplo: imagine que você tem uma imagem ("gancho") de um novelo de lã no formato de uma bola apertada. Ao perguntar o que causou aquilo, aquela boa sensação de mudança surgiu e moveu o problema um passo a mais na direção da solução. Você lembraria não apenas desse passo em si, mas também do que imediatamente precedeu à mudança. Isso ajuda, depois, quando você relembra o passo, a resgatá-lo com um pleno realismo corporal. É útil descobrir isso antes de parar.

Para seguir para outra rodada de focalização, você deve sentir novamente o problema como um todo e perguntar ao seu corpo: "Está tudo resolvido?" O incômodo do que ainda permanece sem solução surgirá efetivamente no seu corpo, se você aguardar por ele. Você deve permanecer com esse *Felt Sense* global e seguir os movimentos 2 a 6 como fez antes.

Você também pode partir da sua última mudança [*Felt Shift*], daquilo que surgiu, e seguir mais fundo além daquilo. "O que é, agora, a sensação total *daquilo*?"

Tão compreensivo e gentil quanto foi naquele minuto silencioso, o que deseja agora é *mais* mudança. Sendo gentil e compreensivo, apreciando esse sentimento, você prepara o terreno para a mais mudança. Para mover-se nessa direção, recomeça com o segundo movimento: obter o *Felt Sense* que está *por baixo* ou além de qualquer mensagem corporal que acabou de receber.

Suponha, por exemplo, que na última rodada o que surgiu foi que você se sentia "sem esperança" e teve uma mudança: "Oh, isso é o que eu tenho sentido, tenho estado tão inquieto o tempo todo que isso vai levar a uma situação crítica, e me sinto realmente sem esperança".

Agora, para seguir em outra rodada, você se pergunta: "O que há nesse *Felt Sense* como um todo, toda essa coisa a respeito de falta de esperança?"

Pergunte – e não responda. Permita ao sentimento aprofundar-se. "Sem esperança" ainda é a expressão correta, mas é agora a palavra apenas para a ponta do *iceberg*. Você pode começar a sentir sua magnitude em meio à palavra. Tudo aquilo que está envolvido naquele todo.

Novamente, o terceiro movimento: você tenta sentir a qualidade desse novo e mais abrangente *Felt Sense*.

Sejam quais palavras surgirem, você pode checá-las em função do *Felt Sense*. Se elas não fazem diferença, deixe-as ir embora e volte ao *Felt Sense*.

Uma mudança corporal é sentida como um relaxamento. É assim que você a reconhece. Ela pode surgir em qualquer momento durante qualquer um dos movimentos de focalização. Se acontecer, receba-a bem. Também pode ser que alguns dos movimentos aconteçam simultaneamente. Estas instruções não lidam com processos mecânicos, mas com um processo humano.

Pode haver muitos ciclos ou passos antes que algum problema possa ser resolvido. Você sente uma mudança corporal a cada passo.

Quase sempre não é possível lidar completamente com um determinado problema em apenas uma sessão de focalização. Uma dúzia de passos pode ser necessária, ou mesmo uma centena deles, antes que o problema seja sentido como resolvido. O processo pode levar vários meses. Você continua a cada sessão até que, simplesmente, sinta que já obteve o bastante. Você chegará a um ponto em que dirá: "Bom, não derrubei esse problema ainda, mas estou parando em um ponto que sinto como muito bom. Preciso de um dia para permitir que meu corpo vivencie esta mudança e talvez, também, ir ao mundo e ver o que acontece". Passos de focalização e passos de ação externa se alternam. Uns colaboram com os outros.

Não desanime se a focalização não der resultados radicais da primeira vez que tentar executá-la. Como qualquer outra habilidade, a focalização requer prática. Como vimos, requer também que você supere certos hábitos muito arraigados na mente e no corpo; certos modos familiares de falar consigo mesmo. Pode levar algum tempo para lidar com essas dificuldades até que sejam superadas.

Meus colegas e eu ensinamos a focalização para muitas pessoas já há vários anos, e observamos atentamente as dificuldades que elas enfrentam ao explorar esse território interno desconhecido. Sabemos o que fazer com essas dificuldades. Se você perceber que a experiência de mudança interna o frustra de início – e a probabilidade estatística é de que vai frustrar –, saiba que não será a primeira pessoa que se deparou com um problema específico. Seja qual for, é capaz que consigamos dar uma contribuição antes de o livro terminar.

Os demais capítulos da segunda parte foram escritos com essa intenção. Servem para resolver as dificuldades, pois revisam os problemas mais comuns que atrapalham a focalização; sugerem maneiras de sair da estagnação.

Os seis movimentos:
1. clareando o espaço;
2. *Felt Sense*;
3. gancho;
4. ressonando;
5. perguntando;
6. acolhendo.

6. O que a focalização não é

Um problema muito comum sentido pelos focalizadores novatos é não saber ao certo o que é a focalização. A maior parte das pessoas assimila a formação do leigo em psicoterapia quando chega à vida adulta e, se isso pode ser útil em certos aspectos, pode levar também a pressuposições equivocadas.

Se você iniciar a sua experiência de focalização com um equívoco desses, sem dúvida, está no caminho errado.

A FOCALIZAÇÃO NÃO É UMA CONVERSA CONSIGO MESMO

Se você é como quase todo mundo, já sabe com certeza muito do que está errado na sua vida. É provável que se repreenda com frequência, talvez fundamentando o seu sermão em inferências e suposições sólidas.

"É da minha mãe. Ela sempre me detestou e deixou claro o tempo todo. Herdei isso dela e nessa eu não caio, mas ainda devo ter um pouco desse problema ou não teria tanta dificuldade de me relacionar com homens".

Em outras vezes, você se esquece da repreensão requintada e, em lugar dela, se insulta impiedosamente. Você acha que precisa de um empurrão.

"Ora, claro. Eu sei qual é o problema. Falta de coragem. Eu sou assim. Nem me surpreende que não chegue a lugar algum".

As repreensões e autopunições não só são desagradáveis como não provocam nenhuma mudança proveitosa. É como se você se transformasse em duas pessoas – uma na prisão e outra do lado de fora. A que está fora ralha com a que está dentro ou a insulta, relacionando cruelmente todas as falhas de caráter prováveis (mas em geral não comprovadas), que supostamente levaram à má situação do prisioneiro. Nada disso ajuda o prisioneiro a escapar. Quando o sermão termina, a pessoa interna está, como sempre, estagnada.

A focalização não é assim. Em vez de falar consigo de fora para dentro, escuta o que vem *de você*, de dentro. Pergunte de um jeito tranquilo, amistoso e tolerante: "O que está errado?" Talvez você nunca tenha sido antes tão amigo de si mesmo. As pessoas, em sua maioria, tratam muito mal a si mesmas, pior do que imaginariam tratar qualquer outra. A maioria lida com essa pessoa interna sensível como lidaria um sádico guarda de prisão.

Então, depois de ter feito essa pergunta ao seu corpo – "o que está errado?" –, você se contém para não responder, assim como quando se faz uma pergunta a outra pessoa não se dá a resposta antes dela. Trate a sua sensível pessoa interna ao menos do mesmo modo que trataria qualquer outra. Sua pessoa interna, sensível, também pode responder e não precisa que você dê todas as respostas.

Tente superar as respostas superficiais e familiares que venham rápido demais. São as mesmas velhas respostas que ouviu em milhares de sermões para si mesmo durante anos. Rejeite-as com firmeza. Aguarde em silêncio que respostas novas venham de dentro, do *Felt Sense* corporal, seja qual for a situação que o aflija.

A FOCALIZAÇÃO NÃO É UM PROCESSO ANALÍTICO

É muito fácil, às vezes até divertido, tentar analisar racionalmente os problemas pessoais. Essa análise pode ser complexa ou simples, muito séria ou um jogo qualquer. Os intelectuais não conseguem evitar analisar pelo menos algumas vezes.

"O motivo de estar sozinho *deve* ser porque escolho os homens errados. Pode ser que seja atraída por um tipo que acabe me rejeitando. Deve ser porque esteja procurando alguém como o meu pai."

Estejam ou não corretas as suposições elementares por trás da análise dessa mulher, a análise não lhe faz bem. Nada muda dentro dela. Ela continua travada.

Na verdade, os próprios termos com que a autoanálise é conduzida tendem a enfatizar esse "entrave". Quando você se diz "eu sou assim", a dedução é de que não existe possibilidade de mudança. A análise é, nesse sentido, quase sempre pessimista.

A focalização, ao contrário, é otimista. Ela se fundamenta na expectativa bastante positiva de mudança. Não considera o ser humano uma estrutura fixa, cuja forma possa ser analisada em definitivo. Ela vê a pessoa como um *processo*, capaz de mudar continuamente e progredir. Os "problemas" dentro de você são apenas partes de um processo que se estagnou, e o objetivo da focalização é retomá-los e dar andamento ao processo. Quando se focaliza corretamente, não se espera uma mudança: ela é criada pela própria focalização.

Em vez de tentar analisar um problema, você primeiro entra em contato com a sensação transmitida pelo problema, *todo* ele, o problema inteiro de uma vez. Trata-se de um tipo especial de receptividade, em que o *Felt Sense* pode mudar fisicamente.

Nunca se consegue conceituar a profusão de detalhes de "*tudo isso* da briga que tivemos ontem à noite". Mas, tendo sentido o problema por completo, você pode em seguida entrar em contato com o ponto crucial e, depois, com o que está atrás dele, e assim por diante. Você pode focalizar pouco a pouco, até que o problema pareça resolvido.

Resolver um problema é muito diferente de simplesmente compreendê-lo. Na focalização, não apenas se fala de um problema; *sente-se* uma mudança física na sensação que ele transmite.

Quando a focalização proporciona um passo real para solucionar o problema, a mudança corporal indica que algum entrave interno foi alterado. A cada passo, o problema se apresenta ligeiramente diferente do que era antes, para melhor. O *Felt Sense* muda – o que é outra maneira de dizer que *você* mudou. Da próxima vez que você se vir diante do problema no cotidiano, sua reação será outra.

Um passo bem-sucedido na focalização em geral provoca um entendimento melhor e mais verdadeiro sobre o que estava errado. Junto com a mudança sentida fisicamente, algo surge em palavras ou num entendimento sentido, o que esclarece mais o problema, em geral de um novo ponto de vista. Frequentemente, a dificuldade tem origem em algo diferente de qualquer uma das considerações que você tem feito. E, se você se apossar *desse* conhecimento físico e depois focalizá-lo ainda mais, outra vez aparecerá algo junto com a mudança corporal seguinte. Isso talvez lhe surpreenda novamente e não siga um caminho lógico a partir do que você obteve no primeiro passo.

Às vezes, porém, um ou mais passos desse processo de mudança conseguem superar por completo a análise mental. A mudança pode surgir sem que você compreenda inteiramente por que e como ela ocorreu. Se focalizar aquela sensação perturbadora de *"isso tudo sobre o Fernando"*, por exemplo, é provável perceber que as palavras que acompanham a mudança corporal acrescentam muito pouco ao seu entendimento consciente do "problema do Fernando". Mas o entendimento é um subproduto.

Pode ser que o que aparece talvez seja despropositado. "Tudo bem", você poderia pensar, "agora tenho outro motivo para me sentir mal perto do Fernando. Agora sei que alguma coisa no meu trabalho está ligada a isso, que tem a ver com o Fernando achar que não me esforço muito. Mas o que eu ganho sabendo isso? Da próxima vez que encontrá-lo, o problema continuará existindo, não é mesmo?"

Não. Não existirá se tiver ocorrido uma mudança corporal na focalização. A mudança na focalização alterou a sua sensação com relação ao Fernando em centenas ou talvez milhares de formas sutis, que estão além da sua capacidade, ou da capacidade de qualquer pessoa, de perceber racionalmente. As mudanças ocorreram no seu corpo, não na sua racionalidade. Seu consciente sequer sabe delas. Pode ser que você, da próxima vez que estiver com o Fernando, apenas se *sinta* diferente e aja diferente. (Às vezes se consegue *mais adiante* saber um pouco a esse respeito, caso se deseje.)

O processo é sabidamente misterioso – não só para as pessoas que o vivem pela primeira vez, mas também para aquelas que o estudaram durante anos. Conhecemos ainda muito pouco dos nossos processos físicos e mentais.

Posso dizer *o que* acontece com muito mais certeza do que *por que* acontece. Vi isso acontecer com muita gente e senti isso ocorrer em mim. Agora vamos fazer que isso aconteça em você.

Faça a focalização por 10 minutos, se ainda não a fez. Note quaisquer dificuldades com que se deparar. Os capítulos seguintes podem ajudá-lo nesse aspecto.

A FOCALIZAÇÃO NÃO É UMA MERA SENSAÇÃO CORPORAL

O *Felt Sense* é a sensação física do corpo em relação a um problema ou alguma preocupação ou situação. É uma sensação física de um significado. Se você tem sensações físicas que pareçam apenas corporais e não ligadas a nenhuma particularidade da sua vida, deixe-as para lá. Pergunte a si mesmo como está a sua vida, e logo depois sentirá uma sensação corporal.

A FOCALIZAÇÃO NÃO É SÓ UM CONTATO COM "SENTIMENTOS ÍNTIMOS"

Você pode ter uma sensação intensa e diferente a respeito de um problema, e em geral a mesma sensação volta: sobretudo se você já a teve muitas vezes, não há muito sentido em voltar a tê-la.

O *Felt Sense* é um desconforto difuso, a princípio *impreciso*, *irreconhecível*, provocado pelo problema todo (*tudo isso*) em seu corpo. Para que ele se forme, você precisa distanciar-se um pouco da sensação familiar. O *Felt Sense* é mais amplo, menos intenso, mais fácil de alcançar e muito mais abrangente. É o modo como o seu corpo carrega *todo* o problema.

Um qualificativo que sirva como gancho num *Felt Sense* é em geral uma palavra que de início não diz muito sobre o problema. Seria uma palavra (ou imagem) adequada toda sua. As palavras costumam ser "pesado", "apertado", "como cola", "intimidado", "nervoso". Essas palavras ajudam a se ater ao caráter ainda obscuro do *Felt Sense*.

7. Abrindo um espaço para você mesmo

O primeiro movimento da focalização é tremendamente importante porque, se ele acontecer, os demais também ocorrerão. No primeiro movimento, você abre um espaço para viver, enquanto transcorre o restante do processo de focalização.

Normalmente, executa-se o primeiro movimento apenas uma vez, no início de cada sessão de focalização. Os outros movimentos podem ser repetidos dezenas de vezes em determinada sessão, à medida que você avança de uma etapa para a outra. Conforme a pessoa, existe a princípio dificuldade em movimentos diferentes. Não se desestimule se o primeiro for difícil.

O primeiro movimento é aquele em que você cria para si o que se pode chamar "ambiente positivo". Você se coloca num estado de corpo e mente em que os outros movimentos de focalização possam ocorrer livremente. Suas ações internas nesse movimento são bem parecidas com a conduta dos pintores quando começam a trabalhar de manhã: verificam se os pincéis estão limpos, raspam os resíduos secos na paleta, mexem os potes e apertam as bisnagas para eliminar qualquer endurecimento ou coagulação da tinta que possa ter ocorrido durante a noite. Isso pode parecer secundário em relação ao trabalho em si, mas, enquanto não for feito, o resto não pode começar.

Existem muitas maneiras de se iniciar o primeiro movimento, diversas ações internas que podem produzir o ambiente positivo necessário – ou a receptividade física e mental. Uma maneira que dê certo para determinada pessoa pode não funcionar com outra. Atenha-se àquela ou àquelas que tenham sentido para você individualmente, a maneira ou uma combinação de maneiras que faça algo bom acontecer dentro de você.

Liberando uma sala entulhada

Já vimos essa atitude de desentulhar uma sala. É ela que me faz chamar esse primeiro movimento de "criação de espaço". Todos os problemas são colocados de lado, de modo que haja espaço para respirar e sentir um conforto momentâneo. Para usar um exemplo ligeiramente diferente, é como...

Encontrar a distância certa dos seus problemas

Você não quer tropeçar nos problemas, afundar-se neles, *tornar-se* igual a eles. Porém, você não pretende fugir deles, ignorá-los ou reprimi-los. Essas atitudes geralmente não são proveitosas.

Existe outra saída, muito mais útil. É o ato interno de se *distanciar* do que provoca incômodo, mas ainda assim mantê-lo à sua frente. Você não entra nos problemas. Você se afasta só um pouco – o bastante para que eles não pareçam mais opressivos, mas próximos a ponto de você ainda senti-los.

Afaste-se alguns passos dos problemas. Você pode se aproximar e tocá-los, se quiser senti-los ali, como se estivessem na ponta dos seus dedos. E você pode retroceder toda vez que começarem a ameaçar.

Faça isso no primeiro movimento com cada um dos problemas, um por vez. Distancie-se daquilo que o preocupa nesse dia particular, daquilo que o magoa, que o perturba. Você continua vendo todos os problemas à sua frente, é claro. Todos estão mesmo aí. Mas você entrou num espaço protegido em que, por um tempo, eles não o incomodarão.

Permissão para se sentir bem

Algumas pessoas me disseram que esse primeiro movimento parece ser uma fuga dos problemas. Elas acham que têm o dever de se sentir mal o tempo todo enquanto o problema não for solucionado.

Digo-lhes que não se preocupem de se sentir bem por instantes. "Você não está fugindo de nada", afirmo. "Não se preocupe.

Enquanto você se sentir bem, vai saber que tudo continuará tão ruim quanto você sabe que é."

A bagunça vai continuar e você ainda precisará arrumar tudo. Você não está fugindo ao se distanciar um pouco. Na verdade, está fazendo exatamente o contrário. Você se torna capaz de lidar com a bagunça de um modo mais eficaz e diferente.

NÃO COMO UM MONUMENTO

Veja o primeiro movimento como um breve período durante o qual você se permite deixar de ser um monumento dos seus problemas.

As pessoas, em sua maioria, entendem que devem fazer o próprio corpo expressar constantemente as suas preocupações. Vivemos a vida com o próprio corpo. Qualquer transtorno ou situação ruim é como um retesamento no corpo. Se o corpo fica tenso de preocupação, ele já tem a forma da preocupação e, portanto, não consegue enfrentar esse transtorno sendo um corpo novo e íntegro. Ele enfrenta a preocupação *sendo* ela própria. Assim, a focalização começa dando ao seu corpo uma pausa, um intervalo, para que ele se torne íntegro.

A maioria das pessoas deixa o corpo se retesar adquirindo a forma do que está errado na sua vida, e ele, a todo instante, se torna um monumento de tudo que está errado.

No entanto, você pode se aproximar do seu pobre corpo, todo contraído, um santuário de tudo que está errado, e dizer: "Tudo bem. Não esqueceremos. Você pode descansar um pouco. Mais tarde você pode voltar a ser um santuário, mas agora dê um tempo!"

O medo é o de evitar e esquecer o problema. É como se você tivesse apenas duas opções: evitá-lo ou sentir-se muito mal. Mas existe a terceira opção: deixe o corpo se sentir íntegro e sólido, não personifique as suas preocupações; simplesmente deixe-as à sua frente. Assim, você não está evitando-as nem está totalmente oprimido por elas.

Conseguindo fazer isso por apenas um minuto, você estará pronto para lidar de um modo novo com as dificuldades e os sentimentos dolorosos.

Pousando o fardo

Para usar outra analogia, seu ato interno no primeiro movimento da focalização é como o ato de pousar um fardo pesado que estava carregando. Andou quilômetros com essa bagagem desconfortável. Agora você para, coloca-a no chão e descansa um pouco. Só depois de pousá-la no chão é que pode ver o que está dentro dela.

Seu corpo precisa descansar. Você o sobrecarrega com esse fardo todas as manhãs e, se você é como a maioria das pessoas, não lhe dá sossego nem na hora de dormir. Talvez existam breves momentos, quando você acorda, nos quais o seu corpo pode se sentir bem. Você já deve ter tido essa experiência. Seus olhos se abrem e você se sente intensamente relaxado e tranquilo.

E, então, a carga despenca! Você se lembra de todos os problemas que o incomodavam no dia anterior. Toda manhã nós nos sobrecarregamos com essa parafernália pesada e cambaleamos o dia inteiro com ela. No primeiro movimento da focalização, você se descarrega. Coloque o pacote pesado no chão. Tire dele os problemas, um por um, coloque-os de lado e olhe para eles sem carregá-los.

A lista reconfortante

Outra maneira de pensar no primeiro movimento é como escrever uma lista de "pendências".

Sem dúvida, você já se sentiu tenso por ter muitas coisas para fazer e pouquíssimo tempo. Pode surgir uma espécie de pânico quando tiras umas férias, por exemplo, ou sai para uma viagem demorada. Nos dias anteriores à sua saída, você se vê andando em círculo.

Nesse estado, é bem provável que faça exatamente o que lhe dá medo: esquecer-se de algo importante. Como se acalmar? Sentando-se e compondo uma lista do que é preciso fazer.

Só o fato de escrever uma lista não deixa as coisas prontas, é claro. O que ela faz é que se sinta melhor. Alivia o pânico, coloca-o num estado em que pode lidar com o problema principal com calma e método.

Confiança no corpo

Ao procurar o estado de tranquilidade do primeiro movimento, verá que ajuda confiar no seu corpo.

Deixe-o voltar ao estado natural, perfeito. O corpo pode se sentir inteiramente relaxado e espontâneo a todo instante. É só você permitir.

Quando o seu corpo tem a permissão para ser ele mesmo, desafogado, tem sabedoria para lidar com os problemas. Você enfrentará as tensões e as situações ruins com um corpo relaxado, solto.

Com certeza, esse tantinho de sensação boa – esse descanso que você dá ao corpo, empilhando os problemas à sua frente – é insuficiente.

Contudo, quando começar a lidar com essa pilha, pode contar com o fato de que logo se sentirá muito melhor. Seu corpo sempre tende a se sentir melhor. Ele é um organismo complexo que o mantém vivo.

Nós, em geral, nos sentimos tão mal que acabamos aceitando que essas sensações ruins constituem o estado primordial das coisas. Mas não é assim. A sensação desagradável decorre de o corpo saber o que é bom e fazer força nessa direção.

Toda sensação ruim é uma energia potencial no sentido de um modo mais correto de viver, se você lhe der espaço para buscar o que é certo.

A própria existência de sensações ruins dentro de você demonstra que o seu corpo sabe o que é errado e o que é certo. Ele deve saber o que é ser perfeito, ou não transmitiria uma sensação de *errado*.

Seu corpo, que tem um senso do que é certo, sabe qual é essa sensação. As sensações de "ruim" ou "errado" dentro de você são, na realidade, a medida que seu corpo tem da distância entre "perfeito" e o modo como se encontra no momento. Ele sabe a direção correta. Sabe isso com tanta certeza quanto você sabe para que lado inclinar um quadro torto na parede. Se o disparate for tão pronunciado que você o note, não há como inclinar a moldura na direção errada e fazer o quadro ficar ainda mais torto achando que está certo. A noção de errado se faz acompanhar inseparavelmente da noção de qual direção tomar.

Os valores morais e éticos sobre os quais *pensamos* e tentamos ter controle podem ser relativos e diversos, mas os valores através dos quais nosso corpo distancia-se de sentimentos ruins são muito mais objetivos. Claro, o corpo também aprende mais à medida que nos desenvolvemos. Ele não percebe de imediato todos os valores possíveis, mas percebe uma quantidade infinitamente maior do que imaginamos. O corpo é um sistema incrivelmente preciso em meio à natureza e ao cosmos. Sua percepção *holística* daquilo que contribui para a vida e do que não contribui, indica muito mais que um pensamento ou uma emoção são capazes. Se quisermos acrescentar algo mais, devemos perceber como isso se coaduna com o que o corpo já percebe – os valores dele. Talvez não consigamos *dizer* quais são esses valores sem cair em contradição e sem fazer suposições infundadas, mas o processo da vida em nós tem um sentido próprio, que não é relativo. Todos os valores que tentamos formular estão ligados à vida em nós e devem ser avaliados de acordo com ela.

Você vai perceber frequentemente, durante a focalização, que certas palavras, que surgem com uma forte sensação de certeza em dado momento e provocam uma mudança corporal, são mais adiante substituídas pelo que aflora numa etapa posterior. Você não pode – nem deve – confiar num grupo *específico* de palavras, em *uma* sensação, em *um* sinal do corpo. Mas pode, sem dúvida, confiar na série de etapas que o seu corpo percorre para solucionar e mudar um estado errado. Mesmo que as palavras e o entendimento de determinada etapa sejam superados, pode acreditar que esse passo foi o correto naquele momento e levará ao próximo passo correto.

Quando uso a palavra "corpo", refiro-me a muito mais que a máquina física. Você vive corporalmente não só as circunstâncias existentes à sua volta como também aquelas em que apenas *pensa*. Seu corpo físico, aliás, faz parte de um sistema gigantesco deste e de outros lugares, desta e de outras épocas, de você e de outras pessoas – na verdade, de todo o universo. Essa sensação de estar vivo fisicamente num vasto sistema é o corpo do modo como é sentido por dentro.

Quando algo dá errado, o corpo percebe e imediatamente começa a se corrigir. Ele sabe qual é o seu estado correto e verifica e ajusta constantemente as suas atividades para ficar o mais perto possível desse estado. Mantém a própria temperatura, por exemplo, numa faixa próxima de 36°C. Em todo o mundo, os seres humanos têm precisamente a mesma temperatura do corpo, quer vivam na linha do Equador ou no Ártico. A temperatura corporal mantém-se na mesma faixa no verão e no inverno, em exercício ou em repouso, pois o corpo sabe o que é *certo* e está sempre se monitorando, se ajustando e se compensando para manter o devido equilíbrio.

Você não precisa fazer um controle consciente desse processo de estabilização da temperatura, pois confia no corpo para conduzir esse processo dia após dia – e também confia nele para saber quando algo está errado. Ele sempre sabe. Quando a temperatura sai daquela faixa "certa" estreita, você não se sente muito bem.

A ajuda médica só se aplica ao corpo, só contribui aqui e ali para o que é sempre um processo de cura próprio do corpo. O médico sabe ajudar a curar uma ferida, mas a ferida se cura sozinha. Do mesmo modo, note se o que você fez contribuiu para que a cura do corpo avançasse ou não.

O corpo sabe o caminho da cura e da vida. Se você separar um tempo para ouvi-lo por meio da focalização, ele lhe mostrará os passos para a direção correta.

Um vasto espaço

O primeiro movimento (criação de espaço) pode ser feito sozinho. Se você o fizer bem devagar, pode chegar a um estado que em si pareça importante. Depois, deixe para outra hora o restante da focalização.

É mais complicado fazer o primeiro movimento dessa maneira. Volte a atenção para o corpo e diga a ele que quer se sentir inteiramente bem e feliz com *o modo como a sua vida está*. Então, observe o que surge em geral: um certo desconforto com algo da sua vida. Você vê o que é (grande ou trivial, não importa) e o reconhece ("Sim, aí está"). Traga-o para perto de si, amistosamente, como se o colocasse no chão.

Agora pergunte a ele: "O que aconteceria *no meu corpo* se esse problema fosse solucionado de algum jeito?" Seja o que a sua mente responder, aguarde até sentir o que surge no seu corpo. Então, deixe-o ficar por instantes.

Pergunte ainda: "Afora isso, eu me sinto inteiramente bem e feliz com a minha vida?" Faça o mesmo com o que aflorar a seguir. De cada vez, espere para sentir como o seu corpo reage às perguntas.

Depois das cinco ou seis coisas que normalmente aparecem dessa forma, surge outra: com cada pessoa surge em geral uma "sensação de fundo" que está sempre presente (por exemplo, "sempre melancólico", "sempre um pouco triste", "sempre correndo de medo", "sempre se esforçando muito"). Que característica existe sempre, mesmo neste instante, e se põe entre você e sentir-se bem? Coloque-a de lado igualmente ("Um dia vou ver o que mais há aí... agora não"). Pergunte de novo: "O que aconteceria no meu corpo se também isso fosse posto de lado?"

Dessa maneira, você às vezes chega a uma abertura, a uma sensação de espaço amplo.

Debaixo de todos os fardos que cada um de nós carrega pode-se descobrir um eu diferente. Você *não* é as coisas que deixou de lado. Você não é conteúdo algum!

Quando chegar a esse espaço amplo, talvez deseje permanecer nele um pouco e aproveitar. Para chegar aí, todavia, foi preciso apresentar perguntas específicas ao seu corpo e aguardar alguma reação específica dele.

Atenção amistosa

No primeiro movimento você cria um ambiente para se sentir bem internamente, se preparando para ouvir a si mesmo, sem tomar partido algum.

"Como está você?" – pergunte com serenidade. "O que está acontecendo com você neste momento? O que mais lhe importa agora?"

Não responda verbalmente. Aguarde. Deixe que a resposta seja as sensações que surgirão no seu corpo.

Costuma-se pensar em uma lista longa de coisas que poderiam ou deveriam perturbar. Não estamos interessados nisso. Queremos apenas escutar o que impede o seu corpo de se sentir sadio.

A princípio, você pode não obter resposta e ficar impaciente, porque, afinal, acha que sabe. "Estou bem, a não ser pelo sentimento ruim de sempre em relação ao meu principal relacionamento e também por aquela outra preocupação". Mas isso é responder à pergunta você mesmo. O corpo não responde com essa rapidez. Leva pelo menos 30 segundos.

É claro que você está disposto a conceder 30 segundos ao seu corpo. Mesmo assim, estranhamente, a maioria *nunca* os concede.

Olhe para o relógio e veja quanto tempo é 30 segundos. Assim você terá consciência de que 30 segundos é um tempo surpreendentemente longo. Reserve-os. Tente agora.

Já notamos que as pessoas são, em sua maioria, bastante intolerantes consigo mesmas na maior parte do tempo. Se você é como elas, tem se tratado menos como a um amigo do que como a uma colega de quarto de que não gosta. Resmunga, xinga e se impacienta quando algo dá errado. Você cria um modelo da pessoa ideal que desejaria ser e depois se condena por ser imperfeito diante desse ideal. "Ora, sou preguiçoso demais" – menospreza a si mesmo. "Se eu realmente quisesse conseguir alguma coisa me esforçaria mais. Determino essas metas bonitas para mim mesmo e depois recuo, hesito e arranjo desculpas."

E o sermão não tem fim. Enquanto não fizer a focalização, você não terá parado e perguntado a si mesmo, em silêncio e com serenidade, o que realmente está acontecendo. "Preguiçoso" é apenas uma palavra externa, um insulto. A palavra "preguiçoso" apenas diz que não existe nada importante no modo como você se sente de verdade. Mas o seu corpo sabe por que e como você é o que é, e parte disso se mostrará importante se você lhe der um ouvido amigo.

Na maioria dos casos, a sociedade lhe trata com uma hostilidade igual à que você provavelmente dispensa a si mesmo. "Progrida", diz o mundo. É claro que todos querem resultados, mas às vezes com tal rapidez, com tal tensão, que não sobra um minuto sequer para ver o que há pela frente. Entretanto, um minuto pode fazer grande diferença. Outros costumam não querer saber o que os detém ou os frustra. "É só fazer direito". A complexidade interna, que pode ser um empecilho, mas também nos tornar melhores, mais eficientes, interessantes e criativos, quase sempre não é bem-vista. Existem aquelas palavras de condenação – "preguiçoso", "desmotivado", "egoísta", "complacente", "melindroso", "exigente" – que não descrevem com precisão o que se passa em nós, mas, ao contrário, nos desmerecem. Mas devemos olhar para dentro.

Suponha que esteja entrevistando uma pessoa muito tímida, a quem não permitiram falar muito durante certo tempo, talvez anos. Você não se impacientaria nem gritaria com ela depois de cinco segundos. Faria perguntas educadas e lhe concederia ao menos 30 segundos antes de concluir que ela não tinha jeito, que era vazia e incapaz de se expressar. E também não rejeitaria a primeira coisa que fosse dita.

Isso não significa que esteja exigindo que você mude inteiramente antes mesmo de começar a focalização. Não estou insinuando que deva se aceitar e se amar e ser tudo que deseja ser e que talvez não esteja sendo, só por ler estas páginas. Em vez disso, trata-se de uma atitude que você pode tomar nesse momento especial de focalização.

Há também uma voz forte, severa, que interfere aos brados quando se tenta voltar a atenção para dentro. Às vezes, ela é o lado crítico da própria pessoa. Às vezes, no entanto, é uma energia vital boa que está impaciente. "Estou no mesmo lugar há anos. Agora quero que algo me tire daqui". Esse sentimento justifica-se plenamente, contudo, ele também deve esperar. "Mas eu esperei a vida inteira." Sem dúvida, e agora espere só alguns minutos para podermos escutar o seu eu interno. Perguntemos com leveza: "O que você sente lá dentro?"

No primeiro movimento da focalização é importante criar esse clima de atenção amistosa. Prepare-se para aceitar por um momento quaisquer sentimentos seus. Não se oponha a eles.

Uma atenção não amigável é aquela que rejeita certas respostas ou todas antes mesmo de serem ouvidas. É o tipo de atenção que um professor irritado dá a um aluno desordeiro. A mesma que você provavelmente tem dado a si mesmo:

"E então, o que você tem para dizer a si mesmo? Como é que você explica essa outra confusão em que você nos meteu?"

"Bem, eu..."

"Cale a boca! O seu problema é o seguinte..."

O primeiro movimento de focalização não é assim. Nesse movimento, você sorri para si mesmo, estende a mão a si. "Oi", diz você. "Como está se sentindo agora?" Feita a pergunta, tenha o cuidado de não respondê-la. Deixe a resposta vir de dentro e aceite-a por ora. "Um monte de problemas." "Ah, um monte de problemas, é? Tudo bem. Vamos abrir um espaço entre eles, para podermos sentar em um canto pacificamente... Que problema parece ser o maior neste instante? Aquele?... Ah, aquela coisa de sexo, não é? Que mais?"

Mantenha livre o espaço. Quando começar a focalização, não mergulhe nessas coisas. Distancie-se ou fique próximo daquilo que está focalizando. Pergunte: "Como está hoje *tudo isso* do sexo?"

E você entra no segundo movimento, com grande probabilidade de fazer algo mudar.

8. Se você não consegue encontrar um *Felt Sense*

No capítulo anterior vimos vários modos de fazer o primeiro movimento da focalização ser bem-sucedido. Neste, da mesma maneira, veremos como superar os problemas que você pode encontrar no segundo movimento. Esse é o movimento que chamo "sentindo o problema como um todo" – aquele em que deixa que se forme uma sensação geral de um problema ou de uma situação que o preocupa, a sensação *disso tudo*.

Como antes, darei várias sugestões para superar essas dificuldades diferentes. Encare este capítulo, assim como o anterior, como uma seleção de instrumentos postos à sua disposição. Utilize os que parecerem úteis.

ONDE PROCURAR UM *FELT SENSE*

Você pode ter tido dificuldade de entrar em contato com a sua sensação a respeito de um problema ou não estar certo de tê-la reconhecido quando apareceu. Não existem palavras definitivas para ela, e, assim, é difícil descrevê-la. Até hoje, pouquíssimas pessoas a entenderam. A sociedade e, portanto, também a linguagem via as manifestações resultantes – pensamentos, emoções, percepções –, não o *Felt Sense*. Até os psicoterapeutas o consideravam algo misterioso. Apenas a nossa pesquisa recente permite discuti-la e ensiná-la.

Vou falar um pouco mais a respeito do *Felt Sense*.

Um *Felt Sense* se forma de muitos fios entrelaçados, como um tapete. Mas ele é sentido (ou "visto", se ficarmos com a analogia do tapete) *como uma só sensação*.

Um *Felt Sense* é o tecido de muitos fios da percepção corporal que, por exemplo, orienta os golfistas no momento da tacada. Seria impossível eles *pensarem* em todos os detalhes da localização, do ambiente circundante e do movimento do corpo que se mesclam na tacada certeira. No entanto, o corpo conhece o conjunto intrincado de movimentos coordenados que ele deve fazer para bater na bola. Esse único *Felt Sense* da situação incorpora o problema e a solução física conhecida.

Os golfistas não conseguem raciocinar sobre todos esses detalhes. Quando fazem o movimento para a tacada, centenas de músculos devem trabalhar juntos com precisão, cada qual entrando em ação em determinado microssegundo, cada qual exercendo a força de tração precisa no osso certo durante o espaço correto de tempo. O corpo sente isso como um todo.

Se você observar um golfista se preparando para o lançamento, verá que o corpo todo dele faz a mira. Consegue-se isso não só com os olhos ou com os braços, mas alterando a colocação dos pés, girando e reposicionando o corpo inteiro. Os golfistas miram com a percepção do corpo todo.

Talvez seja necessária uma orientação consciente em parte do procedimento. O golfista pode pensar: "Desta vez preciso deixar mais esticado o cotovelo esquerdo". Todos os outros movimentos para a mira, todavia, ocorrem sem um raciocínio, como o do golfista pensando no seu cotovelo esquerdo. Os movimentos preliminares são guiados por toda a sensação do corpo, procurando o equilíbrio, buscando a sensação que diz: "Sim, agora estou preparado; eu me sinto pronto. Agora posso dar a tacada". Os golfistas não conseguem descrever a sensação de "preparado", porque ela se compõe de muitos detalhes. Entretanto, reconhecem a sensação quando surge. Quando a sensação corporal é a certa, eles dão a tacada.

Procura-se a sensação no mesmo lugar em que os golfistas procuram para saber se estão prontos para a tacada. Eles não fazem a pergunta na cabeça: eles sentem a resposta no corpo.

O mesmo processo de sentir dentro do corpo ocorre em qualquer outro esporte. Nunca dá certo fazer perguntas na cabeça ou tentar fazer a cabeça dominar o corpo.

Existe outro modo de abordar essa questão de quando e como procurar a sensação – outro exemplo que talvez você conheça melhor e seja mais útil. Suponha que você ouça uma conversa e queira dizer algo importante. Os outros continuam falando. Você não tem palavras formadas. Tem apenas uma sensação do que quer dizer.

Raramente, em ocasiões de grande formalidade, preparamos as palavras. Em geral, quando estamos para dizer algo, temos o *Felt Sense* do que queremos transmitir, e as palavras certas surgem quando falamos. O *Felt Sense* compõe-se de dezenas de elementos, talvez centenas: o sentido que quer transmitir, a emotividade que quer dar a ele, a razão de querer dizer isso àquelas pessoas, a reação que você espera provocar nelas, e assim por diante. Mas não existem ainda palavras precisas.

No entanto, suponha que, enquanto espera uma oportunidade para falar, sua atenção se disperse por um instante e você se esqueça do que queria dizer. Os outros lhe dão a vez, esperando que diga o que queria dizer, mas você não consegue.

Você não tem palavras para se expressar e, portanto, não pode usá-las como referência para a memória, a fim de recuperar o sentido perdido. O que se faz para reaver a sensação do que se estava prestes a dizer? Onde procurá-la?

Procura-se por ela dentro do corpo. Executa-se um processo muito parecido com uma focalização informal: a procura é feita apalpando-se por dentro. Aí você tem um novo *Felt Sense* – não o franco e explícito *Felt Sense* que você teve antes. Em vez disso, você tem aquela sensação do que foi esquecido.

Pode-se apenas tentar ficar em silêncio, receptivo, na esperança de que "aquilo" se revele e volte a você numa enxurrada. Ou pode-se fazer perguntas: "Será que era sobre...?" Ou pode-se tentar fazer correlações lógicas: "Eles estavam falando disso e daquilo, então o que eu esqueci devia estar ligado a..." Ou pode-se tentar recriar o sentido perdido, relacionando-o com situações, como uma peça de quebra--cabeça: "Percebi aquilo logo depois de a Carolina ter dito tal e tal, e depois, antes que eu pudesse falar, a Lu disse..."

Qualquer um desses procedimentos pode ajudar a levá-lo a "aquilo", mas "aquilo" deve responder. Quando isso acontecer, quando se revelar e o que você queria dizer voltar à memória, o alívio sentido fisicamente lhe diz que conseguiu. E, mesmo nesse momento, quando você "sabe" mais uma vez o que queria transmitir àquelas pessoas, ainda assim não o tem na forma de palavras.

Tanto quando você sabia o que queria dizer como quando sabia que havia esquecido, existia um *Felt Sense*. Pode-se até dizer que é "o mesmo" *Felt Sense*, mas, ao voltar, o *Felt Sense* se revela e deixa que você o descubra e o use.

A focalização é muito parecida com isso. Deve-se ir àquele lugar em que não existem palavras, mas apenas sensação. *De início, pode não haver nada lá até que o* Felt Sense *se forme*. Então, quando ela se forma, parece que está fecundada. O *Felt Sense* tem em si um significado que você consegue sentir, mas não costuma se revelar de imediato. Em geral é preciso ficar com o *Felt Sense* alguns segundos até que ele se revele. A formação, e depois a revelação do *Felt Sense*, costuma levar 30 segundos, e você talvez precise de três ou quatro minutos, contando as distrações, para ter os 30 segundos de atenção necessários.

Quando você procura por um *Felt Sense*, o faz no lugar onde há um saber sem palavras: na sua sensação corporal.

PRATICANDO PARA TER UM *FELT SENSE*

1. Em silêncio, consigo mesmo, escolha algo que você adore ou ache linda. Pode ser um objeto, um animal de estimação, um lugar, o que for. Algo que seja muito especial para você de algum modo. Demore-se nisso de um a dois minutos.

2. Concentre-se. Pergunte-se: "Por que eu adoro _____, ou por que eu acho isso lindo?"

3. Deixe-se sentir essa sensação de singularidade ou adoração. Veja se encontra uma ou duas palavras que cheguem a esse sentido.

4. Sinta a que essas palavras se referem, a todo o *Felt Sense*, e veja se outras palavras e sensações aparecem.

Esse exercício serve para ajudá-lo a ganhar experiência na atenção ao *Felt Sense*, algo grande e percebido sem sombra de dúvida, mas impossível de verbalizar. Observe que as palavras, na verdade, dizem muito pouco do seu sentimento de adoração. Mesmo assim, representam de certa forma o *Felt Sense* (se é que conseguiu encontrá-las).

UM MODO DE DEIXAR O *FELT SENSE* SE FORMAR

Lembra-se de que afirmei, anteriormente, como tentamos dizer a nós mesmos que estamos bem, embora uma sensação ruim no corpo diga o contrário? Dizemos: "Ótimo, está tudo bem! Isso não me incomoda" – e, ainda assim, se prestarmos atenção ao corpo, o que encontramos é tão ruim quanto antes.

Pode-se usar isso para ajudar a ter um *Felt Sense*.

Suponha que você está focalizando um problema: *sabe*, claro, que não se sente bem com ele, tanto que se trata de um problema para você. Mesmo assim, tente afirmar *ao seu corpo*: "Eu me sinto muito bem; o problema está resolvido". Se voltar a atenção para o seu corpo, logo perceberá que se formou uma sensação muito específica de incômodo com o problema.

Sem dúvida, você sabia o tempo todo que não se sentia bem com o problema, mas agora pode perceber o caráter preciso da sensação – o modo como o seu corpo abriga o problema.

Pode-se usar o mesmo método a qualquer momento durante a focalização, caso deixe o *Felt Sense* escapar e se sentir perdido. Basta voltar a atenção para o corpo e dizer: "Então, esse problema está inteiramente resolvido… certo?" Espere um instante – e lá vem a sensação corporal do que ainda não está solucionado. Depois, perceba a característica.

UM MURAL DE TODO O PROBLEMA

Às vezes, ajuda começar por uma imagem e depois perceber a sensação. Imagine que *todo* o seu problema é um quadro muito largo numa parede comprida. Você precisa se distanciar para vê-lo por inteiro. Deixe essa imagem surgir e depois atente para a sensação corporal que a imagem lhe dá.

Quando as palavras atrapalham

Se você convive com um problema há muito tempo, provavelmente já arranjou palavras para descrevê-lo ou explicá-lo e talvez esteja preso a elas. Isso acontece com a maioria das pessoas. "Eu *sei* qual é o meu problema com sexo", diria alguém. "Estou assustado com ele. Simplesmente assustado. Sinto isso. O que mais se pode dizer?"

É óbvio que nada mudará se essas palavras sempre ficarem no caminho. São pessimistas; recusam a possibilidade de mudança. "É assim que eu sou", dizem elas. "Fui feito assim, ou a vida me fez assim. Estou paralisado."

Já mencionamos o truque de deixar passar palavras como essas, ignorando o que sabemos e voltando a tentar descobrir o que o corpo sente na verdade. Assimile o sentimento que você tem e deixe-o ampliar-se e se tornar o *Felt Sense* de tudo isso.

Outra maneira de conseguir é dizer a si mesmo: "O que significa para mim ser uma pessoa que tem esse problema?" Imediatamente você sentirá algo maior, que num primeiro momento ainda é obscuro. Concentre-se. Talvez a impressão que você sente logo se torne clara. Pode ser raiva por ter o problema, ou urgência em resolvê-lo, ou um forte sentimento de desesperança, ou, quem sabe, uma impressão de estar pequeno e tenso. Perguntando o que significa, no momento, ser uma pessoa com esse problema, o quadro se amplia, de modo que o *Felt Sense* de todo o problema pode vir e lhe dar outras sensações peculiares. Então, focalize a impressão do que vier.

Outra ajuda específica: se as palavras continuarem a aparecer na sua cabeça – explicações, ideias, acusações etc. –, fique repetindo a pergunta que você formulou. Por exemplo, repita: "Qual é a sensação dessa coisa *toda*?" Assim você controla a parte da sua mente que fabrica palavras, para que elas não o dominem.

Mas a questão não é lutar contra as palavras. Não importa que as palavras apareçam. A questão é perceber por trás e além delas. Para tanto, ajuda repetir uma pergunta aberta.

É importante não se apegar aos mesmos pensamentos e sentimentos, mas sim ampliar o âmbito, de modo que da noção mais ampla do corpo a respeito do problema possa surgir um processo diferente.

QUANDO SEM PALAVRAS NÃO HÁ SENTIMENTO

Se você não consegue ter nenhum sentimento ou sensação que seja bem diferente de palavras, se a sua sensação sempre é acompanhada de palavras que se adaptam perfeitamente a ela, tanto que sempre são repetidas, tente o seguinte.

Faça os primeiros movimentos da focalização como de costume: crie um espaço, coloque seus problemas de lado, sente-se em silêncio e mantenha-se receptivo. Repita mais ou menos uma dúzia de vezes as palavras mais carregadas de sentimento que você tenha, devagar: "Estou com medo de... assustado com isso". Deixe o tempo todo algumas perguntas pairando ao redor das palavras: "O que é esse 'assustado'? Que sensação provoca lá dentro? Em que ponto eu a sinto?"

De início, as palavras e o sentimento podem ser exatamente os mesmos, mas depois de certo tempo você perceberá que o sentimento se amplia, ultrapassando o alcance das palavras, por assim dizer. Você descobrirá que, sim, as palavras estão certas, mas apenas dizem respeito ao âmago do sentimento. Na verdade, o sentimento é mais que isso.

Um dos nos melhores instrutores de focalização de Chicago me disse:

"A princípio, quando tentei focalizar, não conseguia chegar ao *Felt Sense*. Havia apenas palavras que sentia, mas nunca havia nenhum sentimento, a não ser nas próprias palavras. Minhas palavras eram como definições, e definira os meus sentimentos de tal forma que eles pareciam ser exatamente o mesmo que as palavras. Eu olhava apenas para o centro de cada sentimento, e no centro o sentimento era o que as palavras indicavam. Levei três meses até perceber que o sentimento era mais que aquilo.

Ele tinha como que um contorno difuso. Esse limite estava além do que as palavras alcançavam. Para mim, essa foi a virada. A impressão de ter um contorno difuso – isso é o *Felt Sense*. Hoje eu a ensino desse modo."

Para encontrar o limite difuso do sentimento ou tê-lo sem palavras, ajuda repetir a expressão ou a frase mais significativa que você encontrar, tentando sentir onde ele se manifesta e o que o faz sentir.

De certa maneira, você vai executar os movimentos da focalização de trás para a frente. Isso funciona bem com certas pessoas. O procedimento mais comum é fazer contato primeiramente com o *Felt Sense* do problema como um todo (segundo movimento). Contudo, como já disse, a focalização não é um procedimento mecânico. Se perceber que dá mais resultado começar pelas palavras e ir de trás para a frente até o *Felt Sense* de *tudo isso*, faça isso sem titubear.

No entanto, ao fazê-lo, tenha uma atitude interna de *questionamento*, não de explicação. Não fará bem algum simplesmente repetir o que você tem dito a si mesmo durante anos. Sim, repita as palavras, mas com o espírito de *perguntar* como o seu corpo as sente, e deixe a sua sensação física responder.

Relaxando o corpo

Antes de iniciar a focalização, talvez ajude alongar-se e relaxar todas as partes do corpo por alguns minutos. Enrijeça os braços, os antebraços e as mãos; deixe-os retesados, duros, tensos. Sinta a tensão... relaxe lentamente. Sinta a diferença. Deixe-os ficar soltos, moles, relaxados. Faça o mesmo com as pernas, a barriga, o queixo, com todo o corpo. Veja se você está "travado" em algum ponto e deixe-se relaxar.

Quando nada é fisicamente sentido

"Antes de conseguir aprender a focalização", disse-me alguém, "tive primeiro de descobrir como eram de verdade as emoções comuns *no* meu corpo. Eu sentia medo, angústia e empolgação, é claro, mas os sentia à minha volta. Como se estivessem no ar. Levei algum tempo para perceber que as emoções estavam no meu corpo, como o batimento do coração ou um vazio na barriga. Primeiro tive de aprender sobre as coisas comuns que todos sentem, que estavam dentro de mim. Depois procurei a sensação lá dentro".

Se você se identifica com esse relato, procure, durante mais ou menos uma semana, atentar para si mesmo sempre que sentir intensamente qualquer emoção comum. Observe qual é a sensação no seu corpo. Você vai descobrir que o seu corpo sente a emoção *internamente*.

Faça um teste agora: você consegue voltar a atenção para dentro da sua barriga? Se conseguir, sentirá uma sensação distinta, talvez morna e difusa, talvez de aperto e tensão. Se não conseguir ter essa sensação na barriga, vai precisar trabalhar mais nisso. Volte a atenção para o seu dedão do pé esquerdo; se necessário, mexa-o. Pressione-o contra o chão. Agora você o sente. Suba o foco até o joelho. Dessa vez não o movimente. Veja apenas se consegue encontrá-lo por dentro. Agora suba até a virilha, e dela até a barriga. Pronto.

Isso é uma novidade para muita gente, mas não se demora muito para aprender. A maioria das pessoas consegue voltar a atenção para a barriga ou o peito. Se você treinar um pouco, também conseguirá.

SE VOCÊ SENTIR A MENTE DIVAGANDO

Caso você se pegue seguindo uma série de pensamentos irrelevantes ao focalizar, volte *suavemente*. Pergunte: "O que eu estava focalizando?... Ah, é, *isso*... E o que eu tentava fazer com isso? Ah, é, senti-lo por inteiro. Qual a sensação dessa coisa toda?"

Para retornar, você precisa ser delicado, assim como ao lidar com uma criança pequena cuja atenção se disperse. Põe-se um braço em torno da criança para atrair-lhe a atenção e dirigi-la suavemente para o que se quer ensinar.

Então, quando a sua mente divagar, ponha delicadamente o braço ao seu redor, abrace a si mesmo, por assim dizer, e retorne para onde estava. Não importa que seja preciso fazer isso muitas vezes.

SE VOCÊ TIVER POUCAS SENSAÇÕES

Algumas pessoas acham difícil entrar em contato com os próprios sentimentos. Quase todas têm essa dificuldade às vezes. Um amigo seu pode lhe mostrar um quadro preferido dele, por exemplo. Você olha para o quadro, sabendo que o amigo espera um comentário condizente. Mas a pintura não provoca nenhuma reação em você – ou, se provoca, você praticamente não consegue se aproximar desses sentimentos. Você observa a pintura e enfim precisa dizer: "Bem, é... ah... bonita."

Pode parecer que você simplesmente não tem profundidade, que não tem aquela malha complexa de fios de sentimentos que mencionei neste livro. Mas tem, sim. Você é humano. Ela existe.

Estamos tão acostumados aos padrões simples – se alguém tripudia de nós, ficamos com raiva; se alguém nos ignora, ficamos magoados – que muitos não procuram a sua complexidade singular além dessa simplicidade. Mas ela existe. Se lhe perguntasse como se sente por ser ignorado, você poderia dizer: "Mal... Como é que *você* se sentiria?" Isso denotaria que todas as pessoas se sentem "mal" ou "magoadas" quando ignoradas, o que é verdade. Mas, para onde e como isso me leva, não é o mesmo onde e como isso leva você. Esse "onde e como" encontra-se além da sensação elementar, que é universal. Pode-se levar algum tempo para entrar em contato com isso.

Você precisa dizer a si mesmo: "Sim, é isso... Estou magoado, o que é natural; claro que sei o motivo. Fui ignorado. Sem dúvida, é isso, *mas*... Vou tentar sentir *tudo isso* que faz parte dessa situação. Precisa ter ligação com tudo que aquela pessoa é e tudo que eu sou com aquela pessoa, e com tudo que significa para mim o fato de ser ignorado". Logo você vai sentir que esse amontoado de coisas ainda não tem clareza suficiente. Você poderá focalizar esse *Felt Sense* e, depois, o âmago dele.

Se você acha difícil entrar em contato com seus sentimentos mais complexos, há várias coisas para fazer. Pode ser apenas uma questão de prática. Certas pessoas verificam os próprios sentimentos periodicamente, dia a dia, de hora em hora, mas talvez você nunca tenha feito isso. Tente durante alguns dias. Identifique os sentimentos à medida que aparecerem. Quando estiver com outras pessoas e tocar o seu cotidiano, pare interiormente de vez em quando e pergunte de um modo amistoso: "Como estou agora? O que sinto agora?" Não dê a resposta. Espere. Veja o que vem.

É bom fazer isso, desde que acolha o que sentir por dentro. Não diga coisas ruins para si mesmo nem se xingue em razão do que descobriu. Fique satisfeito de tê-lo descoberto, de isso ser sentido com clareza. Passe a conhecer o seu espaço interno.

Se você tem sempre alguém por perto, talvez seja mais fácil entrar em contato com os seus sentimentos se pedir a essa pessoa que lhe diga quando demonstra claramente um sentimento específico. "Você parece estar com raiva", diria ela, ou: "Você agora me parece feliz". As outras pessoas quase sempre acertam ao adivinhar que você está se sentido de determinado modo – embora seja pouco provável que acertem qual é precisamente o sentimento. Quando um amigo lhe diz que você está desse ou daquele jeito, fique agradecido, mas não ache que o que ele disse é o seu sentimento. Verifique-se por dentro. A avaliação do amigo – "Você parece estar com raiva" – pode estar inteiramente equivocada. Você pode descobrir que, na verdade, se sente irritado, preocupado, incomodado, impaciente, desapontado, apreensivo ou talvez de um modo estranho que nem nome tem. Vá mais fundo para perceber o que há nisso.

Se não tem nome, o resultado pode ser o melhor possível. Quando se aplica um daqueles rótulos prontos a um sentimento – zangado, amedrontado, chateado –, a tendência é achar que se sabe tudo a respeito do sentimento. Você dá a ele esse rótulo, já o identificou, e não sai disso. Porém, sempre há muito, muito mais para saber, pois existe uma infinidade de maneiras de sentir qualquer sentimento rotulado, tal como a raiva. Minha "raiva", agora, sobressai num amontoado de coisas diferente do amontoado da raiva que sentir amanhã ou daqui a uma semana. É por esse motivo que você não deve conter os sentimentos que parecem surgir com rótulos prontos. Acolha, sobretudo, aqueles que não têm nome; pare, ouça e deixe que palavras novas venham dele: "Sinto… que eu devo ser capaz de fazer algo com relação a isso, mas… estou preso, ou coisa parecida".

Se você sente "um branco", imobilização ou vazio

Na focalização, quase tudo vem a ser um sentimento. A ausência de sentimentos é também um sentimento, como já disse.

"Estou vazio." "Tudo bem. Como é essa sensação de 'vazio'?"

"Estou imobilizado." "Tudo bem. Como é essa sensação de 'imobilização'?" Descubra se é uma imobilização tensa, ou pesado, como se uma pedra enorme estivesse em cima de você, uma imobilização daquelas em que não se sabe o que fazer. Ou a sensação é de prisão? Dê um tempo, que isso se revelará.

Se você está com raiva de si ou se esforçando demais ou muito inquieto ou com medo de focalizar

Se algo atrapalhar, você pode se concentrar nisso por um instante em vez do problema ou da dificuldade que pretendia focalizar. Pode ser que o seu corpo precise que esse obstáculo seja removido em primeiro lugar.

O obstáculo é, digamos, a raiva. Pergunte-se: "Tudo bem, por que essa raiva toda?" Deixe esse sentimento aumentar e formar o seu *Felt Sense*.

Ou:

"Lá vou de novo, me esforçando tanto e ficando tenso. O que é esse esforço todo? Sei tudo sobre ele, é claro, é... sim, espere um pouco, sei isso tudo. Vou sentir o que é isso tudo de me esforçar tanto. Isso tudo. Que sensação isso tudo transmite?"

Ou:

"Estou muito inquieto para me concentrar. Muito irritado. Eu queria não estar tão irritado para poder voltar a atenção para dentro. Ótimo. Vamos pegar o 'inquieto'. Qual é a sensação de toda essa inquietude?"

Desse modo, você respeita a noção do seu corpo do que deve ser assimilado a seguir. Quase sempre é uma maneira nova e melhor de abordar o problema.

QUANDO VOCÊ TEM MEDO DE FOCALIZAR

"Não quero me olhar por dentro. Estou com medo do que posso achar."

Essa preocupação é comum. Mas na focalização você pode se tratar carinhosamente. É como dar a mão a si mesmo e dizer: "Está tudo bem. Não vamos forçá-lo a ir a nenhum lugar a que você não queira ir. Se tem medo desse lugar, vamos manter distância. Ficaremos aqui mesmo para ver qual é o medo. Certo? Como é esse 'medo' visto daqui?"

Ou você pode dizer para si: "Estou com medo de focalizar isso. Provavelmente há algo desagradável aí que não quero ver. Tudo bem... espere... Se não quero entrar nisso, não entrarei. Mas também não vou recuar. Ficarei aqui, no ponto que não quero focalizar, e descobrirei qual é a sensação de não querer. Medo. Tudo bem, vou continuar aqui, mesmo com esse 'medo'. O que é esse 'medo'? Que tipo de 'medo' é esse? Qual é a sensação que ele desperta no todo?"

O procedimento da focalização faz se sentir bem. Quando não fizer, recue um pouco e veja o que a impede de ser boa.

Não se obrigue a atravessar barreiras. Em vez disso, focalize a barreira mais imediata. Qual é a sensação *disso*?

Podem existir sentimentos ruins ou de medo para focalizar, mas a focalização em si oferece uma sensação boa e torna o sentimento menos ruim ou amedrontador. Quando ele se abre, seu corpo se solta e você se sente melhor. Sua meta na focalização é ir na direção desses meios para se sentir melhor, localizando e se abrindo, soltando--se, respirando ar fresco. Você vai se sentir melhor, não importa o que você encontrar dentro de si, quando deixar que isso nomeie a si mesmo e seja localizado.

SE VOCÊ EVITA OS SEUS SENTIMENTOS

Alguns, entre eles psicólogos, acham que há coisas amedrontadoras dentro deles. Isso é uma falácia.

Os terrores anônimos e os estados esquisitos não estão "dentro" de você, como serpentes venenosas trancadas numa caixa. Muitas pessoas falam de si mesmas desta maneira: "Não quero abrir a tampa", dizem. "Não quero que essas coisas ruins saiam."

A verdade é que você não é uma caixa cheia de serpentes. Você não é nenhum recipiente em que os sentimentos se contorcem com vida própria. Você é um processo, e os seus sentimentos são parte dele.

Por exemplo, o modo como me sentia com meu pai, quando ele não me escutava, era um sentimento de raiva impotente. Não é o mesmo sentimento que tinha naquela época, que tenho agora e que posso ter sempre que rememorar isso? Sim, mas nunca sou *apenas* esse sentimento. Sou um corpo inteiro. Portanto, esse sentimento que chamo "raiva impotente" vem junto com milhares de outras coisas. Toda vez que esse sentimento volta, traz uma totalidade diferente com ele.

Quando, ao fazer a focalização, peço ao meu corpo que me deixe sentir melhor o que há em todo aquele sentimento, a própria maneira de me aproximar de mim mesmo muda a totalidade. A boa sensação do processo de focalização em si muda muito a situação em que tal sentimento passa a ser produzido. Minha memória da sensação da minha infância não mudará, mas o modo do meu corpo produzi-la será diferente. E essa é uma maneira de entender por que a focalização permite ao corpo mudar o que esteve por muito tempo arraigado e imutável.

Isso significa que não precisamos ter medo do que existe em nós, pois não existe nada em nós. Ao contrário, os sentimentos são produzidos a cada momento.

SE MUITOS SENTIMENTOS VIEREM RÁPIDO DEMAIS

Certas pessoas acham difícil fazer a focalização porque os sentimentos afloram rápido demais e em grande número. Para elas, a focalização é uma *desaceleração*. Digo-lhes: "Pegue um, segure-o e fique com ele".

Às vezes ajuda quando digo: "Há toda essa massa de sentimentos. Deixe como está e penetre serenamente, como se por baixo houvesse apenas um sentimento. Veja se você consegue pegar esse sentimento de baixo de todos. (Silêncio... então: "Ah, eu me sinto [digamos] magoado".) "É isso", digo. "Veja o que é realmente essa mágoa, toda a sensação de mágoa".

"Assuma a controle", digo. "Jogue todos os sentimentos fora e os deixe surgir um de cada vez. Primeiro, afaste todos de você. Endireite-se, olhe ao redor da sala e jogue todos fora. Respire. Depois, deixe um sentimento vir – apenas um."

SE O SEU CRÍTICO LHE FAZ MAL

Todos têm um "crítico", um juiz, uma voz desagradável que aparece para dizer algo como "tudo que você faz não dá certo", ou "você é péssimo; é inútil – ninguém quer você por perto", ou "você estragou tudo de novo, como sempre; é mais um erro para a coleção", ou "banal, sem coragem – você é assim".

Algumas vezes essa voz usa informações verdadeiras, mas o faz num tom tão desagradável que se pode dizer que é o crítico destrutivo no ataque.

É muito importante perceber que o crítico é diferente da sua fonte interna. O crítico não é o seu *Felt Sense* falando de dentro de você. É, melhor dizendo, uma voz que vem de dentro ou de cima da sua cabeça. Ela aponta e balança o dedo diante de seu rosto, como um pai irado ou um professor medíocre.

Com toda certeza provoca sentimentos, mas não sentimentos que sirvam para a focalização. Não passam de constrangimentos e tensões que o crítico gera em você. *Não respeite o seu crítico*. O crítico não é a sua consciência. A consciência continua sendo uma "voz delicada" interna. Você consegue avaliar melhor qualquer informação se mandar o crítico esperar lá fora. A sensação que é sua vem de dentro e sempre se mostra como uma abertura, um *des*constrangimento.

Talvez você descubra os mesmos fatos, talvez não. Seja como for, trata-se de um tipo de experiência corporal inteiramente diferente para focalizar.

A melhor maneira de lidar com o crítico (qualquer pessoa tem um!) é mandá-lo embora com algum comentário que o desautorize. O meu é sempre o mesmo todas as vezes. Digo ao crítico: "Saia daqui e só volte quando tiver uma novidade para me contar", ou: "Não sou obrigado a ouvir ninguém que fale comigo nesse tom".

Os psicólogos descobriram essa parte destrutiva de todas as pessoas e a nomearam com nomes diversos (superego, pai mau, *animus*, crítico). Chame-o como quiser, mas não ceda. Na focalização, é preciso tirá-lo do caminho quando ele interrompe. Afaste-o com um gesto da mão e volte a atenção para o seu corpo. Deixe que se esvaia a constrição que o crítico fez aí. Aguarde até tornar a sentir a sua fonte interna, onde se forma o *Felt Sense* de todo o problema.

Uma mulher referiu-se a em situação com precisão: "Isso costumava me dar um golpe, uma pancada bem no meio. Era um sinal de que iria me sentir muito mal. Agora é um sinal de que vou ficar maluca. É como se alguém tivesse dado um chute em mim. 'Pare com isso!'" – disse ela, erguendo os punhos.

Não dê ouvidos ao seu crítico, nem se concentre no sentimento ruim que ele lhe faz sentir. Descubra por trás disso o que *você* realmente sente, percebe e necessita. Desça até o ponto em que *você* sente e necessita as coisas, e não apenas juntamente com o seu crítico.

"FUI ATÉ O MEU SENTIMENTO RUIM E ME SENTI MAL COMO SEMPRE"

Algumas pessoas, apesar das instruções meticulosas e precisas para a focalização, não as seguem e vão direto aos seus sentimentos ruins. Outras, sempre que se voltam para dentro, costumam se ater a uma única sensação ruim interna. Assim, começam a focalizar.

Depois de transmitir instruções de focalização num grupo, geralmente peço a cada pessoa que faça uma anotação a respeito de qualquer dificuldade encontrada quando tentavam realizá-la. Uma mulher escreveu: "Quando cheguei aqui, estava bem; concentrei-me no meu sentimento ruim, e agora me sinto mal. É para isso que serve a focalização?"

Obviamente, se isso é focalização, quem precisa dela? Isso não é focalização. A focalização implica deixar que um *Felt Sense* forme algo maior e diferente do que o seu sentimento antigo e conhecido. Fique longe do buraco antigo e conhecido, afaste-se e assimile uma percepção mais ampla do problema como um todo, do qual faz parte o sentimento ruim.

Por exemplo, não fique se lembrando da mágoa com os relacionamentos amorosos que não deram certo. Em vez disso, tome distância e peça que a sensação se forme – uma sensação do todo: você e o amor. Sim, sim, a mágoa existe, e o que mais? Qual é a sensação ao redor e por trás disso?

Sem dúvida, você conhece o seu ponto de depressão. Talvez tenha ocorrido um redemoinho que atraiu você para ele, mas não afunde. Perguntando-se que sensação a vida como um todo lhe transmite, você descobrirá a emoção, e o *Felt Sense* que está por trás dela se revelará.

Por estranho que pareça, a focalização é mais leve que emoções fortes. Às vezes emoções fortes afloram na focalização, mas o *Felt Sense* é sempre mais cômodo para o corpo do que as emoções.

Grandes paixões, ciúmes irracionais, ressentimentos dilacerantes, sofrimentos enormes – esses são às vezes padrões determinados por sentimentos pequenos que você sequer notou. Focalize o sentimento "pequeno" que determinou isso, especialmente se a forte paixão é daquelas que você sentiu muitas vezes e já almejou.

Quando as pessoas ouvem falar pela primeira vez da focalização, costumam achar que precisarão de uma tarde exclusiva para ela a fim de ter sentimentos insuportáveis e ficar arrasadas sozinhas por um tempo. A focalização não é assim. O *Felt Sense* disso tudo parece *mais leve* do que aquilo que você já sente. Você pode fazer a focalização enquanto espera um ônibus chegar. Perceba apenas o que há entre você e sentir-se bem. Não *entre* nisso; diga apenas "sim, isso existe", e sinta o alívio decorrente da abertura desse espaço. Depois, se precisar lidar com mais um problema, atenha-se ao *Felt Sense* com ele!

"O que é ter isso, agora?" Quando entrar no ônibus, já se sentirá melhor. Os poucos minutos entre uma coisa e outra são ótimos para focalizar. Qual o sentido de carregar as suas tensões o dia inteiro?

A focalização toma poucos minutos – dez, quinze, digamos até meia hora. Não mais que isso. Depois é hora de conversar, descansar ou fazer outra coisa. Não fique remoendo os problemas. Você vai retomá-los depois. Enquanto isso, o corpo vai processá-los.

EMOÇÃO *VERSUS FELT SENSE*: ESSA DISTINÇÃO É VITAL

Quando se focaliza o *Felt Sense*, podem-se sentir outras emoções que afloram dele. Mas o *Felt Sense* não é um sentimento como raiva, medo, ódio, alegria ou angústia. É um sentimento da sua situação emocional *total*, uma sensação de muitas coisas juntas, nas quais a emoção pode estar incrustada ou das quais surge.

9. Se você não consegue fazer nada mudar

A mudança corporal costuma ocorrer no terceiro, no quarto ou no quinto movimento de focalização. O terceiro, como você se recorda, é aquele em que obtém um gancho na característica do *Felt Sense*, e o quarto é comparar continuamente o *Felt Sense* e o gancho. No quinto você pergunta ao *Felt Sense* o que ele é. (O que no problema como um todo a produz?) Com muitas pessoas, como afirmei, os três movimentos ocorrem simultaneamente ou numa sequência tão rápida que não há como – e, claro, nem há por quê – diferenciá-los. Se você ficar empacado nesses movimentos, ou não conseguir fazê-los de forma alguma, este capítulo vai ajudá-lo.

Soltando as rédeas deliberadamente

Nas atitudes que as pessoas tomam em relação a seus sentimentos há dois extremos que nem sempre dão bons resultados. Um deles é o controle rígido: tentar fazer com que a cabeça domine o corpo, insistindo em não se entregar ao corpo ou ser contido por isso. O outro extremo é nunca querer dirigir ou controlar os sentimentos, como se tudo fosse artificial, exceto flutuar, deixar as imagens livres e os sentimentos ir e vir.

Qualquer um dos extremos pode impedir que você consiga uma mudança corporal. A focalização é um processo intencional e controlado até certo ponto, pois depois há um relaxamento igualmente intencional do controle, uma liberação, um soltar as rédeas.

A própria palavra "focalização" sugere a tentativa de tornar mais nítido o que é vago. Vai-se tateando até o *Felt Sense* e controla-se o processo para que a atenção não seja desviada. "Agora quero saber *desse* sentimento, e não de nenhum outro" – você diz a si mesmo. "A que se refere *esse* sentimento? O que há nele, o que há por trás dele?". Se você se pegar distraído, force-se a se concentrar: "Onde eu estava há pouco? Estava vendo aquela coisa da culpa, ou o que quer que seja. A que tudo *isso* se refere?"

Quando tiver entrado em contato com um *Felt Sense*, clara e intensamente, solte as rédeas. Não tente controlar o que aparecer. *Deixe* aflorar do *Felt Sense* o que quer que seja: palavras, imagens, sensações físicas, desde que *venham do Felt Sense*.

Pode-se chamar esse processo "liberação intencional".

DEIXANDO O CORPO MUDAR DE VERDADE

Quando se aprende a focalizar, as reações físicas podem ser bem tênues. Ocorre um "ah" praticamente imperceptível no corpo quando surge algo que está correto. Aprenda a deixar o corpo aproveitar mais a mudança. Tente expirar longamente – é a isso que me refiro quando escrevo "uff…". Procure balançar a cabeça afirmativamente. Tente relaxar o corpo inteiro, como se estivesse sentado tenso. Essa mudança permite soltar-se. Se você fizer isso intencionalmente algumas vezes, seu corpo aprenderá a se expressar com mais liberdade. Depois, nunca mais faça intencionalmente; perceba que outras mudanças corporais mais expressivas surgem espontaneamente.

Como exemplo, imagine uma menina que está muito amedrontada, petrificada; apenas seus olhos se mexem. Você vai até ela e diz: "Querida, você está com medo?" Você mal percebe a cabeça dela acenar afirmativamente.

No entanto, nesse exemplo, você sabe que a menina ainda não teve uma mudança corporal. Você quer perguntar a ela: "Está com medo, querida? Não importa que esteja sentindo alguma coisa, vamos ver como melhorar isso. Sentiu muito medo?" Então, a menina praticamente se atira nos seus braços, como dizendo: "Sim, senti muito medo *mesmo*".

Claro que nem sempre ocorre um grande *Felt Sense*. Às vezes, um pequeno passo provoca apenas um leve efeito no corpo. Mas em outras acontece um grande efeito, se você não se conformar rapidamente com o "sim" quase imperceptível do seu corpo e continuar questionando-o.

Quando surgir algo que parece correto para o corpo, volte a verificar algumas vezes, não tanto porque possa ser um engano, mas para deixar que essa grande mudança corporal aconteça.

Algumas perguntas disparadoras

Quando você teve contato com um *Felt Sense*, mas não consegue fazê-lo progredir, talvez o problema seja apenas o fato de você não ter feito perguntas amplas. Algumas vezes os sentimentos respondem a perguntas que são formuladas de determinada maneira, não do modo idêntico que responderiam à mesma pergunta feita de outra forma. Uma pergunta que provoca em mim uma mudança interna pode não ter efeito algum em outra vez. Assim, é provável que ajude tentar perguntar de formas diferentes até que uma ou algumas perguntas funcionem com você.

A seguir, apresento uma lista das perguntas que costumam funcionar mais vezes com a maioria das pessoas.

"O que é isso, na realidade?" Na essência, é a isso que você pretende chegar, mas a pergunta, formulada desse jeito, pode soar ampla demais, vaga demais. Estas perguntas são mais precisas:

"Qual é a dificuldade nisso?"

"Qual é a pior parte disso?" ou: "Quais são as duas ou três coisas que mais me perturbam nisso?"

"O que é fundamental nessa questão?"

"O que está por trás disso? O que está provocando isso?"

"O que vai acontecer comigo por causa disso?"

"O que é preciso para isso melhorar?"

Observe que há dois tipos básicos de pergunta: o que se refere ao que está errado e o que se refere ao que está certo. Outro modo de dizer o mesmo: podemos avaliar qual foi o problema ou podemos indagar o que é preciso acontecer e ainda não aconteceu.

É muito importante fazer uma pergunta direta.

Por exemplo, suponha que você se sente só e isolado frequentemente. Quando você faz a focalização, esse sentimento sempre aparece. Não há problema algum em se concentrar no *Felt Sense* que diz respeito ao "isolado". Talvez você descubra de que modo se isola ou outras coisas bem diferentes que explicam isso. Mas é importante perguntar em certa altura ao *Felt Sense*: "O que é preciso para não me sentir assim?" – ou uma questão parecida.

Tente descobrir os avanços imprescindíveis no futuro, e não apenas qual foi o problema.

QUANDO O GANCHO É ADEQUADO, MAS VOCÊ SE SENTE EMPACADO

Você entrou em contato com a sensação total de um problema e perguntou qual a característica dele. O gancho surgiu: "Estou com medo". Procurando dar mais um passo, perguntou o que está por trás desse medo, o que isso provoca. Mas não lhe surge nada. Você apenas consegue sentir que está "com medo". Está imóvel. O que fazer?

Pode ser que você tenha empacado em um rótulo, a que me referi no capítulo anterior. Você presta atenção à palavra – "amedrontado" ou outra –, como se encerrasse o assunto ou fica preso ao "amedrontado" como sendo aquela emoção. Deixa-a ampliar-se e se tornar o *Felt Sense*. De que sentimento mais amplo vem esse "amedrontado?" Existem vários modos de sentir que podem surgir junto com o "amedrontado". Sinta essa massa de sentimentos que acompanha esse amedrontado.

Tente começar de novo. Distancie-se do problema. Ele continua lá, não se preocupe. Pare um pouco, respire. Então, considere o problema mais amplo e mais profundo e não apenas "amedrontador". Convença-se de que ele provavelmente tem relação muito maior com a sua vida, o passado, o futuro, outras pessoas etc. É uma fatia da sua vida, todo um contexto. Qual é a sensação no seu corpo quando você pensa em tudo isso?

Experimente: "Por que estou amedrontado?" Repito: não responda. Continue a fazer a pergunta e, enquanto a faz, tente perceber *a sensação integral* daquilo que acompanha esse "amedrontado". Quais são as suas características peculiares? Sinta essa sensação dentro de você e veja que palavras novas surgem dela. "Estou com medo... e há uma espécie de solidão junto com isso, como se eu... É isso! Essa é a sensação! É como se eu tivesse me afastado num lugar muito amedrontador e todos tivessem ido embora, e não vai aparecer ninguém para me ajudar..."

USANDO IMAGENS

Outra maneira de obter uma mudança corporal quando se está imobilizado é deixar que uma imagem se forme. Muitas pessoas têm imagens vívidas; outras não têm. Mas todas conseguem formar uma imagem corriqueira, até de olhos abertos. Experimente: imagine agora o quarto em que você dorme e onde se encontra a cama. Como você chega à porta ao sair da cama? Você consegue fazer uma imagem disso mesmo enquanto lê este livro.

No mesmo espaço interno, você pode pedir que a imagem de um sentimento se forme. Aguarde até que ela aflore. A imagem vai representar um *Felt Sense*. Você talvez veja, por exemplo, uma floresta, uma figura, uma tempestade, um muro, você correndo.

Quando receber essa imagem, observe o que ela lhe faz sentir. Em geral, algo muda apenas por tê-la. Mude ou não, pergunte-se: "O que essa imagem me faz sentir agora?" Ela provavelmente propiciará um avanço.

PROCURANDO AS RESPOSTAS NO FIM DO LIVRO

Para o caso de você não chegar a uma mudança corporal, existe um método diferente que faz o seu corpo sentir como ele *seria* se o problema fosse resolvido. Pergunte a ele: "Qual seria a sensação em meu corpo se essa dificuldade fosse inteiramente solucionada?" Esperando alguns segundos, você vai sentir a mudança física.

Quando se faz isso, também se permite que o corpo mude externamente, se ele desejar. Talvez ele prefira ficar ereto, de cabeça erguida, ou prefira relaxar e respirar fundo ou movimentar-se de outra maneira, de vontade própria.

Ao passar por esse processo, você permite que o corpo lhe dê uma ideia de como será sentir-se bem. Quando chegar a essa sensação prazerosa, fique com ela. Veja o que consegue aprender com ela. Após um tempo, diga a si mesmo: "Posso me sentir assim o tempo todo". Então, aguarde. Se algo novo, internamente, aparecer e disser "não, desculpe, você não pode sentir isso o tempo todo", pergunte a essa "coisa" o que ela é.

Esse procedimento se assemelha muito a procurar no fim do livro, de antemão, a resposta de um problema de matemática. Você sabe qual é a resposta, mas não os passos para chegar a ela. No entanto, por conhecer a resposta, fica mais fácil proceder ao inverso. Isso permite que você investigue o que está atrapalhando, o que precisa mudar para chegar àquela resposta. Partindo da resposta para trás, você descobre passos que não encontraria se partisse do problema.

O mesmo ocorre com esse método de focalização. Você deixa o corpo sentir a resposta, o que não apenas dá uma sensação boa no momento, como leva a perguntar: "Tudo bem, o que tem impedido que eu me sinta *desse* modo?"

Esse "o que tem impedido" pode ser um novo caminho. Para usá-lo, porém, você precisa fingir a si mesmo por um instante (obviamente, sabendo que não é verdade) que o problema *está* realmente resolvido e que você irá continuar com essa boa disposição mental e física.

Certas pessoas, quando perguntam o que está atrapalhando, voltam ao lugar em que estavam, ao problema como ele era. Não faça isso. Fique onde está e finja que está solucionado até que apareça uma *nova* contradição. Você pode fazer isso agarrando-se à boa sensação, assim com se ateria à resposta encontrada no final do livro ao mesmo tempo que tentasse descobrir os passos da frente para trás.

Veja os exemplos das últimas etapas de uma focalização:

> "Eu ficava com essa sensação ruim por um tempo, mas ela não mudava. Sabia o que era, porém não importava. O que importava é não conseguir fazê-la mudar. Então, procedi da seguinte maneira: 'Como o seu corpo se sentiria se tudo estivesse resolvido?' E a resposta foi: 'Eu me livraria disso!' E o meu corpo pareceu ter sentado

mais para a frente, o sangue circulou mais e me pareceu que eu movimentava os ombros, como se estivesse marchando e entrado no mundo. Foi uma sensação perfeita! Eu disse: 'Será que posso continuar assim?' E veio a resposta: 'Não'. Disse eu: 'E por que não?' – e imediatamente senti um tipo especial de medo.

Foi muito bom focalizar esse medo especial em lugar da sensação ruim de imobilidade que tinha antes.

Esse medo especial se revelou muito esquisito. Não tinha medo de nada que era comum. Tinha medo é de viver, como se fosse quebrar algo ao me libertar, como se morasse numa loja de cristais, mais ou menos isso – é assim que eu estava..."

VERIFICANDO

Crie um "lugar" do qual você possa sair e retornar mais tarde. É provável que um local dolorido não se altere imediatamente. Você talvez precise retornar com a porção percebida dele várias vezes num mesmo dia, e talvez durante muitos dias. Faça-o rápido e delicadamente: "Eu ainda sinto aquilo tudo?... Ah, aí está. Alguma novidade? Ah, continua na mesma. tudo bem". Isso toma apenas um minuto. Você vai acabar encontrando um passo à frente ou uma mudança.

NÃO DIGA "DEVE SER..."

Quero chamar de novo a sua atenção para que não analise, não interfira, não "adivinhe". Isso pode fazer que nada mude. Todos julgamos conhecer muito bem os próprios problemas. Exigimos demais do corpo, tentamos nos obrigar a seguir nessa ou naquela direção, orientado-nos por uma lista do catecismo de qualidades admiráveis ou pela lista de diversos grupos sociais sobre quais objetivos são considerados valorosos. Não damos atenção suficiente ao corpo, e essa falha pode aparecer mesmo em meio a uma focalização.

Pode ser que você forme uma sensação ampla com relação a um problema, depois procure o cerne dele, encontre-o e se sinta bem por um ou dois segundos. Mas o velho hábito da análise talvez se manifeste. "Ora, é claro, já sei o que é isso", você se pegará dizendo. "Deve ser..."

Sempre que ouvir frases do tipo "deve ser", acabe com elas. Você simplesmente estará fazendo o que a maioria das pessoas faz a vida inteira: tentando dizer a si mesmo o que está errado. Lembre-se da importância de uma atitude interna de "questionamento" e não de "explicação". Não diga nada a si mesmo. Pergunte, aguarde e deixe o seu corpo dar a resposta.

Sua destreza na focalização e os benefícios que ela lhe dará melhorarão com a prática. Com o tempo, você não precisará pensar conscientemente nesses artifícios. Nem, como já disse, precisará pensar na focalização como um processo de seis etapas. Ela se tornará um ato natural e fácil, como caminhar. E se tornará parte do seu cotidiano, caso você permita. Você se verá usando a focalização não somente nos momentos de tensão, mas sim como uma ajuda na solução de todo tipo de problema. Aprenda a confiar na orientação do seu corpo.

terceira parte

Pessoas ajudando umas às outras

10. Descobrindo a riqueza nos outros

11. O *Manual de Escuta*

10. Descobrindo a riqueza nos outros

Quantas pessoas você realmente conhece? Seu cônjuge? Seu melhor amigo? Seus pais? É provável que não os conheça sequer. Claro que você sabe o que eles farão em determinadas circunstâncias; o que sempre dizem ou provavelmente dirão. Talvez consiga até imaginar qual será a próxima conversa e o que os dois lados dirão. E é provável que acerte, mas não haverá uma revelação da experiência interna.

Quem compreende *você* de verdade? Quem se dispõe a ouvir o que *você* sente? A maioria das pessoas responde: "Ninguém". Poucas dizem "fulano gostaria de ouvir isso, mas não consegue me entender bem". Pouquíssimas pessoas têm alguém para compartilhar suas experiências íntimas, e mesmo assim só até certo ponto. E isso ocorre até com você: você não deixa certas coisas sem esclarecimento, sem nem ao menos saber *por que* tem medo delas? Ou como abordá-las? Sendo tão desconhecidos e despercebidos, nós nos sentimos um bocado irreais, como se existíssemos apenas para nós mesmos e talvez nem isso.

Descobrimos que, se as pessoas escutarem umas às outras e partilharem a focalização, poderão se conhecer mais profundamente em poucas horas do que a maioria é capaz em anos.

O contato é uma necessidade humana. O contato ocorre quando sentimos a diferença que fazemos para as outras pessoas e elas para nós. Sem realmente conhecermos um ao outro (e nós mesmos por meio dos outros), o contato é limitado. Podemos nos juntar para sentir aconchego, algum consolo, mas uma privacidade excessiva denuncia o nosso isolamento, mesmo que estejamos ao lado de outros.

Ver e conhecer o outro de verdade resulta da focalização e da escuta – a vivência interna se abre para nós. Se não se abre, não pode ser vista nem compartilhada; fica encerrada na sua pseudoexistência embotada.

A maioria das pessoas vive sem expressar a própria riqueza interna. Grande parte do que elas fazem são rotinas invariáveis, "papéis". Às vezes, elas estão vivas em seu papel, mas quase sempre não. Na maior parte das vezes elas têm de se reprimir, abster-se, deixar para depois. Para muitas pessoas não existe sequer um "depois" – e o seu eu interno fica em silêncio e praticamente desaparece. Elas se perguntam se têm por dentro algo de si mesmas.

Mesmo quando iniciamos um relacionamento, ele é na maior parte sempre o mesmo: mais papéis e rotinas. Nós nos sentimos abalados e arrasados quando os outros se afastam, porque sem eles voltamos a estar sós.

Mesmo que os relacionamentos sejam "bons", grande parte existe em silêncio, ou como estivéssemos dirigindo um carro e disséssemos: "Ah, veja aquela placa lá..."

Nem os momentos de "sinceridade" são melhores. Em geral, os mesmos sentimentos dolorosos e dilacerantes são manifestados vezes seguidas, ano após ano. "Falar com sinceridade" significa dizer e ouvir as mesmas frases a respeito das mesmíssimas situações.

Este capítulo e o próximo mostram algumas maneiras de melhorar relacionamentos fechados e estagnados por intermédio da focalização e da *escuta*.

Primeiro, tente seguir os passos apresentados aqui com uma pessoa que não seja muito íntima. Não é necessário ser sempre a mesma pessoa. De início, é mais fácil ter uma experiência de contato e profundidade com pessoas que não sejam as mais importantes para você.

Sem dúvida, você quer vivenciar o que as pessoas podem ser em sua realidade mais interior. E, entretanto, você almeja ser efetivamente visto, assimilado e percebido por outra pessoa como você é na verdade.

Todos conhecemos pessoas com quem não podemos partilhar nada que seja importante para nós. Se passamos por algo emocionante e contarmos essa experiência a elas, nossa experiência parecerá sem graça. Se temos um segredo, nós o guardamos para que essas pessoas não o conheçam. Assim, ele não perderá o interesse e o significado que tem para nós.

No entanto, se tem sorte, deve conhecer uma pessoa com quem ocorre exatamente o contrário. Se você lhe conta uma coisa emocionante, ela se torna ainda mais emocionante. Uma grande história se amplia – você se vê contando-o com mais detalhes, descobrindo a riqueza de todos os elementos, mais do que foi capaz de pensar sozinho. Seja como for, guarda essa história para contá-la apenas a essa pessoa.

A focalização e a escuta são como falar com alguém que faz a sua experiência se ampliar. Na focalização, você precisa ser uma pessoa dessas consigo mesmo. E também pode ser assim com os outros e mostrar como se comportar desse modo com você.

Muitas vezes você desejará focalizar sozinho. Tente, porém, fazê-lo também com alguém.

Imagine que um amigo o escuta enquanto você faz a focalização e depois você, assumindo o papel de ouvinte, ajude esse amigo a focalizar. Você pode ainda querer focalizar antes de chamar o amigo, para saber quais são os seus sentimentos.

Se você considera o relacionamento amigo e reconfortante, com margem para falar de assuntos íntimos, diga algo como: "Acabei de ler esse livro, que serve para ajudar a resolver os problemas pessoais e parece bom. Ele ensina que é mais fácil focalizar com alguém do que sozinho. Vamos dividir uma hora – metade para você, metade para mim. Acho que gostaríamos de experimentar isso juntos. Pensei em convidá-lo por não ter com você (por exemplo) o medo que tenho de dizer qualquer coisa a meu respeito à maioria das pessoas".

Você talvez queira salientar que a maior parte da focalização pode ser feita em silêncio. É importante explicar que as pessoas devem contar a seu respeito apenas o que desejam. Aquele que está focalizando ou falando é quem manda. O ouvinte aguarda em silêncio, enquanto o outro entra em contato com os seus sentimentos. O processo não parecerá difícil para o seu amigo se você explicá-lo dessa maneira.

É possível pedir à pessoa que preste atenção em você por cinco minutos *sem dizer nada*. Então, focalize. Quando houver uma mudança, espere alguns instantes e diga algo como: "Tive um sentimento ruim, e agora mesmo eu senti um alívio e vejo qual é o problema". Fique em silêncio por um ou dois minutos. Focalize mais até chegar a um ponto bom para parar. Ao fazer isso, diga (se for verdade) que foi mais fácil focalizar acompanhado do que sozinho. Pergunte ao amigo se ele gostaria de fazer a focalização enquanto você escuta.

Agora, um fato surpreendente: a focalização é mais fácil na presença de outra pessoa, mesmo que o focalizador e o ouvinte *não* digam nada.

Em geral, quando peço a alguém que me dê atenção e me faça companhia enquanto focalizo, preciso logo explicar que não falarei muito. Pergunto se não há problema nisso. "Ah...", diz a outra pessoa, que se vira para pegar um jornal ou um livro. Então esclareço que preciso que ela concentre a sua atenção em mim, muito embora eu não vá entretê-la com histórias. A princípio eles acham difícil de acreditar que isso possa ajudar, ou de que eu poderia desejar tal coisa. No entanto, aqueles que sabem focalizar também conhecem esse fato estranho e se dispõem a dar atenção e a recebê-la.

Isso é muito natural. Por exemplo, é comum um diálogo como este:

"Estou irritado e incomodado. Tenho de fazer um trabalho hoje
à noite e não quero. Não consigo começar."
"Você consegue ir até isso e ver de que se trata?"
"Tudo bem para você se eu fizer isso?"
"Sim, tudo bem."
Há um longo silêncio enquanto a pessoa faz a focalização. E
então: "Uff... Estou melhor. Entendi o que é".
"Está tudo bem agora, ou ainda não?"
"Acho que sim, por enquanto. Obrigado! E você, como está?"

Você talvez se surpreenda de saber que o diálogo acima de fato ocorreu num telefonema de Chicago para Nova York! Nenhuma das pessoas achou nem um pouco estranho fazer um interurbano de cinco minutos ouvindo o silêncio da focalização.

No exemplo anterior, a pessoa que focalizou preferiu não falar durante a focalização. Mas não é necessariamente assim. Como já vimos, podem ocorrer diálogos em muitas sessões de focalização. O que mais acontece é as pessoas falarem antes ou depois da focalização silenciosa.

Agora, vejamos como ser um bom ouvinte. Parece mais simples do que é. Na realidade, poucos são bons ouvintes, avaliação esta que inclui os psicoterapeutas, assistentes sociais, professores, consultores profissionais e outros cuja profissão exige que saibam escutar. Espero que o *Manual de Escuta*, a seguir, seja lido e estudado por profissionais e por pessoas que não façam parte das profissões de "ouvintes". Ele foi escrito primordialmente para pessoas que simplesmente queriam ajudar outras pessoas. Já foi distribuído por todos os Estados Unidos com o nome de *Rap Manual*[3] [Manual de bate-papo].

Você vai ver como ajuda ler esse manual e o *Manual de Focalização* em voz alta para uma pessoa ou um grupo. Embora eu seja coautor dos manuais, eles ainda me ajudam muito quando alguém os lê para mim.

---

[3] Direitos reservados de Changes, University Avenue, 5.655, Chicago, Illinois, feito por Eugene Gendlin e Mary Hendricks, com a colaboração de Allan Rohlfs e outros.

11. O *Manual de Escuta*

São expostos aqui quatro tipos de ajuda, usados em momentos diferentes, com propósitos diferentes. Certifique-se de que você domina o primeiro, antes de tentar os outros. Quando os aprender e eles se tornarem parte do seu modo de lidar com as pessoas, você verá que vai usar cada um deles nas situações mais apropriadas.

PRIMEIRO TIPO DE AJUDA: AJUDAR OUTRA PESSOA A FOCALIZAR ENQUANTO ELA FALA

A. Escuta absoluta[4] – Se você reservar um tempo para ouvir alguém e disser apenas se está ou não entendendo, você vai descobrir um fato surpreendente: as pessoas conseguem dizer muito mais e também descobrir mais em si mesmas do que nos diálogos comuns.

Se usar apenas expressões como "sim" ou "entendo", ou "sim, entendo como você se sente", ou "me perdi, pode repetir?", você verá que um processo profundo se desenvolverá.

Nos diálogos comuns em sociedade, quase sempre impedimos que os outros sigam longe intimamente. Os conselhos, as reações, os encorajamentos, os estímulos e os comentários bem-intencionados realmente não deixam as pessoas sentir-se compreendidas. Tente acompanhar o outro atentamente sem impor nada que seja seu. Você ficará admirado.

Dê ao focalizador uma ideia precisa de quando você está entendendo ou não. Imediatamente, você será um bom ouvinte. Mas você deve ser franco e dizer quando não consegue acompanhar. ("Você pode dizer isso de outro modo? Não compreendi.")

---

[4] O método do "Reflexo de Sentimentos" foi elaborado por Carl Rogers. Pode-se treiná-lo com *PET*, de Thomas Gordon. [*PET*, que significa *Parent Effectiveness Training*, foi publicado em Portugal com o título de *Eficácia na educação dos filhos*, pela Editora Encontro, 1998. (N. do T.)]

No entanto, ajuda bastante se você, o ouvinte, *refletir* cada questão que o outro apresenta, na medida em que você as entenda. Chamo isso *escuta absoluta*.

Nunca levante tópicos que a pessoa não expressou. Nunca imponha as suas interpretações. Nunca acrescente suas ideias.

Só existem dois motivos para se falar enquanto se ouve: mostrar que se está entendendo perfeitamente, reafirmando o que a pessoa disse ou quis dizer; pedir que ela repita para esclarecer.

Mostrando que você entende com exatidão – Diga uma ou duas frases que reproduzam o sentido pessoal que o focalizador *quis transmitir*. Em geral a frase é sua, mas use as palavras da pessoa nas questões mais sensíveis.

As pessoas precisam ouvi-lo para falar. Precisam saber que você entendeu cada passo. Diga uma ou duas frases a cada questão apresentada pelo outro, a cada coisa que ele tente transmitir. (Geralmente, isso ocorre a cada cinco ou dez frases.) Não o deixe falando sozinho, mas refira-se a cada ponto para que ele perceba, bom ou mau. Não tente emendar, mudar nem melhorar o que é dito. Tente captar o essencial no sentido exato e com o sentimento do focalizador.

Às vezes se dizem coisas complicadas. Não se consegue entender de uma só vez o que a pessoa disse e qual o significado daquilo para ela. Primeiro, diga uma frase ou duas a respeito do ponto crucial apresentado por ela. Verifique com ela se está certa. Deixe-a corrigi-la e ampliá-la, se quiser. Assimile e reafirme o que essa pessoa mudou ou acrescentou, até que ela confirme que você entendeu exatamente o que foi dito. Construa outra frase para dizer o que aquilo significa para ela ou como ela o sente.

Por exemplo, suponha que uma mulher esteja falando sobre uma série de acontecimentos complicados – o que certas pessoas lhe disseram, como e quando, para "desprezá-la".

Diga primeiramente uma ou duas frases que afirmem o ponto crucial do que a mulher disse, do modo como ela interpreta a situação. A mulher corrige em parte o que você disse, para que seja mais preciso. Aí você reafirma as correções dela: "Ah, então não foi que elas fizeram aquilo, mas sim que todas *concordaram* com isso". Ela pode acrescentar outras coisas, que você mais uma vez assimila e reafirma aproximadamente como foi apresentado. Assim, quando você tiver compreendido bem, construa outra frase a respeito do sentido ou do sentimento pessoal que a questão tenha como um todo: "E o ruim disso é tê-la feito se sentir desprezada".

Quando você não entende o que o outro diz, ou se confunde, ou se perde – Existe uma maneira de pedir para que se repita ou se esclareça. Não diga: "Não entendi nada". Em vez disso, pegue os trechos que você compreendeu, mesmo que muito vagos, ou apenas o começo e use-os para saber mais:

"Entendi que isso é importante para você, mas ainda não entendi de que se trata..."

Não diga um monte de coisas se não tiver certeza de que o outro quis dizer isso. Ele terá de perder muito tempo explicando por que o que você disse não é pertinente. Diga apenas o que ouviu com certeza e peça ao focalizador que repita o restante.

Reafirme *ponto por ponto* o que ele lhe disser. Não o deixe dizer mais do que você consegue assimilar e reafirmar. Interrompa, reafirme e deixe-o continuar.

Como saber quando se está acertando – Você sabe disso quando a pessoa se aprofunda em seus problemas. Por exemplo, talvez ela diga: "Não, não é assim; é mais... ah...", e depois se aprofunde mais no problema para saber qual é a sensação real. Você fez o certo. As palavras podem não ter sido as corretas ou podem ter soado incorretas para a pessoa, muito embora tenham sido muito próximas do que ela disse pouco antes. O que importa, porém, é como as suas palavras levaram o outro a se aprofundar no problema, é que elas tiveram o resultado correto. Seja o que for que a pessoa diga *depois*, assimile *isso* e reafirme. É um passo adiante.

Entretanto, a pessoa pode ficar em silêncio, satisfeita por você ter conseguido entender tudo até ali.

Ou pode demonstrar um alívio, um relaxamento, um "é isso mesmo" corporal, uma inspiração profunda, um suspiro. Momentos assim ocorrem vez ou outra, e depois deles surgem passos novos ou complementares.

Você também pode saber que tudo vai bem atentando para os indícios mais sutis do relaxamento, resultante do fato de ser ouvido corretamente – a sensação que todos temos ao tentar dizer algo e, enfim, conseguir transmiti-lo: a sensação de que não temos de repetir mais *aquilo*. Quando uma pessoa apresenta uma ideia ou uma parte dela, ocorre uma tensão, uma contenção da respiração, que pode continuar por algum tempo. Quando o ponto central é por fim dito, perfeitamente entendido e correspondido, ocorre um relaxamento, na forma de uma expiração. A pessoa não precisa mais guardar aquilo no corpo. Aí, outra coisa pode sobrevir. (É importante aceitar o silêncio que pode ocorrer por um tempo aparentemente longo, até cerca de um minuto. O focalizador sente então uma paz interna que permite o afloramento de outra coisa. *Não perturbe essa paz falando desnecessariamente.*)

Como saber quando se está errando e o que fazer – Se o focalizador repete quase sempre a mesma coisa, ele acha que você ainda não entendeu. Veja em que as palavras dele diferem do que você disse. Se nada parecer diferente, repita tudo de novo e acrescente: "Mas isso não é tudo, ou isso não é assim?"

Quando você responde, o rosto da pessoa pode ficar crispado, tenso, confuso. É uma demonstração de que ela está tentando entender o que foi dito. Você deve estar errando ao acrescentar algo ou por não entender a situação. Pare e peça ao focalizador que repita qual é a situação.

Se ele mudar de assunto (sobretudo para um tema menos significativo ou menos íntimo), estará dizendo que desistiu de transmiti-lo corretamente. Você pode interromper e dizer algo como: "Continuo pensando no que você tentava dizer sobre tal e tal. Sei que não entendi bem, mas quero entender". Diga apenas a parte de que você tem certeza e peça ao focalizador que continue dali.

Cedo ou tarde, você vai entender. *Não importa quando*. Pode ser na terceira ou na quarta tentativa. As pessoas conseguem penetrar melhor em seus sentimentos quando outra pessoa está ouvindo ou tentando entender cada detalhe com precisão, sem acréscimos nem elaborações. Existe uma centralização que, depois de certo tempo, é facilmente reconhecível. Como um trem nos trilhos. É fácil reconhecer quando você está desligado. Tudo para. Caso isso aconteça, volte ao último ponto sólido e peça à pessoa que continue dali.

Se achar difícil aceitar alguém que tenha traços desagradáveis, pense que essa pessoa está tentando *enfrentá-los* intimamente. Em geral é mais fácil aceitar a pessoa interna que luta contra esses traços. À medida que você escutar, vai descobrir tal pessoa.

Da primeira vez em que você fizer a escuta, repita quase palavra por palavra o que a pessoa diz. Isso o ajudará a perceber como é difícil entender o que ela quer dizer sem acrescentar, sem predeterminar, sem colocar algo seu nisso.

Quando conseguir não fazer essas coisas, reafirme apenas o ponto crucial, a questão que está sendo apresentada e as palavras relativas ao sentimento.

Para facilitar, pare um segundo e sinta o seu novelo de sentimentos, tensões e expectativas. Depois, abra esse espaço. Nesse espaço aberto, você conseguirá escutar. Você se sentirá alerta e talvez um pouco empolgado. O que a outra pessoa *dirá* nesse espaço de espera que só existe para que ela se manifeste?

É muito raro um espaço desses ser concedido por alguém. As pessoas quase nunca cedem um espaço suficiente em si mesmas para realmente escutar o outro.

B. Ajudando o *Felt Sense* a se formar – É possível uma pessoa focalizar um pouco entre uma comunicação e a seguinte. Tendo apresentado a questão e sido entendida, pode focalizar antes de fazer a próxima afirmação.

A maioria não faz isso; costuma passar de um ponto para o outro, apenas falando.

Como ajudar a pessoa a parar e chegar ao *Felt Sense* do que acabou de dizer?

Esse é o segundo movimento de focalização. Encontrar o *Felt Sense* é como dizer a si mesmo: "Isso, bem ali, é *isso* que está confuso", e *depois sentir isso*.

O focalizador precisa ficar em silêncio, não só externa como também internamente, para que o *Felt Sense* possa se formar. Não demora mais que um minuto.

Algumas pessoas falam o tempo todo, ou em voz alta ou consigo. Assim, nada do que sente pode se formar, e tudo continua sendo um amontoado doloroso de confusão e rigidez.

Quando um *Felt Sense* se forma, o focalizador sente alívio. É como se todo o sentimento ruim fosse para um só ponto, bem preciso, e o resto do corpo se sentisse mais livre.

Quando o *Felt Sense* se forma, as pessoas podem se referir a ele. Conseguem perguntar o que há *nele*, conseguem sentir à sua volta e dentro dele.

Quando ajudar o outro para que deixe o *Felt Sense* se formar – Deve-se ajudar o outro quando ele já disse claramente tudo que queria e daí em diante há uma confusão, ou um emaranhado rígido e não resolvido, e ele não sabe como prosseguir.

Deve-se ainda ajudar quando você sentir que existe um ponto determinado que pode ser mais esmiuçado.

E também quando o focalizador ficar rodeando um tema e nunca se aprofundar nos seus sentimentos a respeito. Ele pode começar a dizer coisas que são obviamente pessoais e significativas e mudar de assunto. Não lhe diz nada que faça sentido, mas parece querer dizer. Nessa situação bastante comum, você pode interrompê-lo e sugerir com cuidado um modo de se aprofundar mais no sentimento.

Focalizador: "Não tenho feito nada, a não ser cuidar da Carmem desde que ela voltou do hospital. Não tive tempo para mim. E, agora, quando consigo um tempo, só quero pegar rápido outra coisa para fazer".

Ouvinte: "Você não teve condições de ficar consigo mesmo por tanto tempo e agora, quando tem, não fica".

Focalizador: "Ela precisa disso e daquilo e, faça o que fizer, nunca está bom para ela. A família dela é assim. Isso me irrita. O pai dela também foi assim quando ficou doente, o que durou anos. Todos são pessimistas, irritadiços e zangados com os outros."

Ouvinte: "Você fica irritado com o jeito dela, com o jeito deles".

Focalizador: "Sim, fico irritado. Com toda a certeza. É um clima ruim. É viver num clima ruim. Sempre tudo cinza. Sempre aborrecido com algo. Outro dia, quando eu…"

Ouvinte: (interrompendo): "Espere. Fique um instante com a sua sensação de raiva. Sinta-a durante um minuto. Veja o que mais há nela. Não pense em nada…"

Como contribuir para que o *Felt Sense* se forme – Existe uma gradação da quantidade de ajuda de que as pessoas precisam para ter contato com o *Felt Sense*. De início, dê sempre o mínimo possível de ajuda, e um pouco mais se achar que não foi suficiente.

Algumas pessoas não precisam da ajuda do ouvinte, exceto a sua disposição de ficar em silêncio. Se você nunca falar e se não as interromper nem desviá-las do rumo, elas terão contato com o que necessitam ter. Não interrompa o silêncio por pelo menos um minuto. Depois de ter respondido, verificado e entendido corretamente o que você disse, fique quieto.

A pessoa pode precisar de uma frase ou outra sua para fazer uma pausa no qual o *Felt Sense* venha a se formar. Essa frase pode ser simplesmente uma repetição lenta da última palavra ou algo importante que você tenha dito. Pode apenas indicar de novo o mesmo ponto. Por exemplo, na situação anterior você poderia ter dito devagar e com ênfase: "Muito irritado". E ficaria em silêncio. A sensação da pessoa com relação a tudo que esteja ligado à irritação se formaria.

Seja o que for que o focalizador diga após uma tentativa sua de ajudá-lo a encontrar o *Felt Sense*, reflita obre o ponto crucial. Não se preocupe se não conseguir de imediato o momento mais profundo de silêncio que acha necessário. Logo mais poderá tentá-lo. Prossiga com o que aparecer, mesmo que o focalizador tenha saído do rumo momentaneamente.

Se, após várias tentativas, a pessoa ainda não sentir que está se aproximando de algo, diga a ela que tente de uma forma mais direta. Diga explicitamente: "Fique com isso um minuto; procure senti-lo mais fundo". Você também pode dar todas as instruções da focalização ou algumas delas.

Outra possibilidade é formular uma pergunta para o focalizador. Diga-lhe que a faça internamente, que pergunte não à cabeça, mas às entranhas. "Fique em silêncio e não responda à pergunta verbalmente. Aguarde até que algo surja do seu sentimento".

Perguntas como essas são sempre melhores se forem abertas. "O que é isso na realidade?" "O que faz isso continuar assim?"

Outro tipo de pergunta aplica-se à "coisa toda": "Onde eu estou empacado nisso tudo?" Use-a quando tudo estiver confuso ou quando o focalizador não souber como começar.

Se o focalizador deixou a sensação se formar e continuar imobilizado, talvez ajude perguntar: "Qual seria a diferença se estivesse tudo bem? Como deveria ser?" Diga à pessoa que sinta esse estado ideal por instantes e depois pergunte: "Qual é o obstáculo para isso?" O focalizador não deve tentar responder à pergunta, mas sentir o que está atrapalhando.

Com todos esses recursos, é necessário que o focalizador pare de falar, tanto em voz alta quanto intimamente. *Deixa-se emergir o que há por dentro*, em vez de forjá-lo.

Apenas pergunte: "No que a minha vida continua empacada?" Isso lhe trará o *Felt Sense* dos problemas rapidamente, se você não responder verbalmente.

Outro enfoque: pegue as duas ou três coisas mais importantes que o focalizador acabou de dizer se você achar que elas constituem uma ideia. Diga a ele: "Quando eu disser o que vou dizer, não diga nada a mim nem a você. Simplesmente sinta o que aparecer". Diga, então, as duas ou três coisas, cada qual em uma ou duas palavras.

Esse método também ajuda quando a pessoa não quer dizer algo íntimo ou doloroso. O focalizador pode trabalhar com ele sem precisar dizer a você do que se trata realmente. Você pode ouvir e ajudar sem saber o que é, até porque isso o magoa ou o confunde de alguma maneira.

Como saber que não está funcionando – Quando a pessoa olha para você bem nos olhos, ela não está voltando o foco para dentro de si mesma. Diga: "Você não vai conseguir se aprofundar nisso enquanto estiver olhando para mim. Estarei aqui lhe fazendo companhia enquanto você explora a si mesmo".

Se a pessoa falar logo depois de você ter pedido que ficasse em silêncio, ela ainda não focalizou. Primeiro, reafirme o ponto central do que foi dito e então peça ao focalizador que entre em contato com o *Felt Sense*. Se você se empenhou e não aconteceu nada proveitoso, deixe passar uns 15 minutos e tente de novo.

Se, após um silêncio, a pessoa vier com explicações e especulações, pergunte qual a *sensação* desse problema. Não a critique por analisá-lo. Atenha-se ao que a pessoa disse e continue chamando a atenção dela para o *Felt Sense*.

Se o outro disser que não consegue deixar o sentimento aflorar porque está inquieto ou tenso, se sente vazio ou desestimulado ou está se esforçando demais, peça-lhe que focalize essa *dificuldade*. Ele pode se perguntar (sem responder verbalmente): "O que é esse aturdimento? ou essa tensão?... ou esse vazio?... ou isso de 'me esforçar demais'?"

Como saber que a pessoa percebeu a sensação – Chega-se a um *Felt Sense* quando se sente mais do que se consegue compreender, quando o que existe é mais que palavras e pensamentos, quando algo é, sem dúvida, vivenciado, mas ainda não está claro, ainda não se revelou por inteiro ou não se liberou.

Você saberá que o focalizador teve a sensação e está se referindo a ela quando procura palavras e evidentemente existe algo que ainda não pode ser verbalizado.

Tudo que surgir dessa maneira deve ser bem recebido. É o próximo passo do organismo. Pegue-o e reafirme-o do mesmo modo que a pessoa o transmitiu.

O que vem direto do *Felt Sense* faz bem. Muda os sentimentos, alivia o corpo ligeiramente. Mesmo que não se goste do que emergiu, a sensação é boa. É estimulante quando acontece algo além de falar. Isso dá uma sensação de progresso, de liberação do que está emperrado.

Esse é o conceito fundamental no processo de escuta, interação e referência aos sentimentos da pessoa do modo como *ela* os sente. Baseia-se no fato de que os sentimentos e as preocupações não são apenas conceitos ou ideias; são corporais. Portanto, o sentido da ajuda não é nunca especular, explicar. É necessário haver uma sequência física de passos até o local em que o problema é sentido no corpo. Esse processo continua quando um bom ouvinte interage com o lado pessoal e sentido de qualquer coisa que se diga, da mesma maneira que a pessoa o sente, sem acrescentar nada. O movimento e a mudança ocorrem quando a pessoa está em paz para permitir que a sensação corporal de um problema se forme, seja sentida e passe à próxima etapa.

O focalizador pode fazer isso sozinho, mas a presença e a interação de outra pessoa têm um forte papel na ajuda.

SEGUNDO TIPO DE AJUDA: USANDO SEUS PRÓPRIOS SENTIMENTOS E REAÇÕES A RESPEITO DA OUTRA PESSOA

Existem outros modos além do que apenas escutar, mas eles não acrescentarão nada se você não escutar!

Nesta seção, vou mostrar como tentar muitas outras coisas, mas de uma maneira que a escuta continue sendo sempre o fundamental.

Experimente algumas, uma por vez, e depois volte à escuta por um tempo.

Como manifestar a sua reação – Dizendo ou fazendo o que for, observe o rosto da pessoa e aja de acordo com a repercussão da sua contribuição. Se não conseguir perceber a reação dela, pergunte. Mesmo que aquilo que você disse ou fez seja bobo e prejudicial, irá funcionar bem se você perguntar a respeito e refletir sobre qualquer reação que a pessoa manifeste. Volte à escuta logo depois de transmitir a sua reação.

Transforme as suas afirmações em perguntas, e não em conclusões. E dirija as perguntas aos sentimentos da pessoa, não às ideias dela. Estimule-a a se aprofundar em si mesma para ver se ela sente algo parecido com o que você disse – ou outra coisa. Você nunca sabe o que ela sente. Você apenas imagina e a ajuda a perguntar a si mesma. Você pode afirmar: "Não quero dizer que *eu* saberia. Sinta você e veja. É parecido com isso ou o quê?"

Observe que o focalizador precisa sentir o que existe lá dentro para responder à sua pergunta, se você a tiver formulado daquele modo.

Abandone a sua ideia assim que perceber que ela provocou uma argumentação ou especulação ou simplesmente não leva a nada que se possa sentir. Se você achar que a ideia é boa, expresse-a duas vezes, mas depois deixe-a de lado. Você poderá retomá-la mais adiante. (Talvez você tenha razão, mas outra coisa precise emergir antes.)

Certifique-se de que há períodos de escuta absoluta. Se você interromper com ideias e reações suas constantemente, o processo básico da focalização não irá adiante. Em cada vez, você deve apenas escutar de 10 a 15 minutos. Se a pessoa estiver sentindo o próprio problema, fale menos; se ela estiver empacada, fale mais.

Deixe o processo da pessoa progredir se ele parece desejar seguir alguma direção. Não insista para que se dirija para aquilo que *você* acha que deva vir a seguir.

Se a pessoa tentar que você se comporte de determinado modo, comporte-se assim durante um tempo. Por exemplo, alguns talvez prefiram que você fique em silêncio ou fale mais, ou que colabore com uma maneira específica. Faça isso. Sempre é possível retomar mais tarde o jeito próprio preferido. As pessoas sempre nos ensinam a ajudá-las.

Se você perceber que tirou as coisas de um caminho bom e provocou confusão, faça o processo voltar ao último ponto em que o focalizador teve contato com os sentimentos. Diga: "Você me dizia que... Continue a partir daí".

Observe o rosto e o corpo dele e, se notar algo acontecer, pergunte sobre isso. As reações não verbais costumam ser bons indícios para pedir à pessoa que tenha contato com o *Felt Sense*.

Por exemplo, o focalizador pode dizer: "Aconteceu, mas já estou bem com relação a isso". Você responde: "Está bem de certa maneira. Eu vejo pelo jeito como você bate o pé e pelo seu olhar que algo pode não estar bem. Está correto?"

Você não precisa se agarrar ao fato de estar certo ou não quando percebe algo. Se você percebeu algo, então existe *algo*, mas você pode não ter certeza do que é. Sendo assim, pergunte.

É muito comum ver o rosto do focalizador reagir a qualquer coisa que você diga ou faça. Pergunte também sobre isso.

Fique tranquilo se o outro não gostar do que você está fazendo. Pode-se mudar esse jeito ou talvez nem seja preciso. Deixe que ele tenha reações negativas a você, ouça e reflita-as para ele.

Não se atenha o tempo todo somente às palavras pronunciadas pela pessoa. O tom da voz é irado? Desalentado? Insistente? A voz falha às vezes? *Como* as palavras foram ditas? Pergunte: "Você parece zangado. Está mesmo?" Se a resposta for sim, pergunte por quê. Se o focalizador não seguir adiante, pergunte: "Você consegue sentir o porquê da raiva?"

Você pode usar as suas reações ao que está acontecendo para perceber mais claramente o que se passa com o focalizador ou com vocês dois. Caso você se sinta entediado, incomodado, impaciente, zangado, embaraçado, agitado ou de qualquer outro modo, isso tem algum significado. Focalize no que isso significa em você. Se você está entediado, talvez descubra que é porque a pessoa não está chegando a nada importante. Então, você pode perguntar: "Você está chegando aonde quer?" Se estiver zangado, por que a pessoa o estaria deixando assim? Quando achar que esse é o caso, diga, por exemplo: "Talvez você esteja me ignorando porque desistiu da minha ajuda. Desistiu?"

Deixe qualquer sentimento aflorar em você enquanto acompanha alguém. Deixe-os ser o mais desagradáveis e sinceros possível. Desse modo você se liberta internamente para avaliar o que está acontecendo consigo mesmo. Isso quase sempre indica o que está ocorrendo com a outra pessoa ou entre vocês.

Se, ao reunir diversos raciocínios ou uma série de indícios, você tiver uma ideia do que alguém está sentindo, não gaste tempo explicado a ele. Pergunte apenas se ele consegue encontrar o sentimento que você inferiu.

Pode-se exprimir qualquer palpite ou ideia em forma de pergunta. Às vezes talvez seja preciso acrescentar outra possibilidade para que o focalizador saiba que não se trata de uma conclusão sua, mas de um estímulo para analisar o próprio sentimento. "É como se você estivesse com medo... ou seria envergonhado? Como é isso?" Ouça.

No restante desta segunda seção a respeito da ajuda, apresento muitas das reações que podem ser assinaladas para ajudar o outro. Não é preciso ler e apreender todas agora. Você pode consultá-las quando já for capaz de ser ouvinte e quiser experimentar outras ideias. Por ora, é melhor passar para o terceiro tipo de ajuda.

Algumas questões para provocar movimento – É sempre válido (embora nem sempre possível) perguntar ao focalizador se a vida sexual dele é boa. Se não for, é interessante verificar se as necessidades sexuais não seriam consideradas assustadoras ou indesejáveis. Talvez ajude também perguntar o que atrapalha a boa vida sexual, além de como mudar certas situações ou entrar em novas. (Algumas pessoas consideram perguntas desse tipo intrometidas ou tolas. Não as faça se não souber se o focalizador as aceita.)

A situação da vida de uma pessoa costuma ter aspectos "malucos". Se você tem com ela uma relação que as perguntas sobre questões pessoais não pareçam chocantes nem intrometidas, ou se ela fala mais de coisas estranhas ou fantásticas, pergunte-lhe se tem amigos, trabalho, vida sexual, se passeia. A pessoa pode focalizar essas coisas contando ou não contando os detalhes a você.

Os sentimentos são internos e os "relacionamentos" são externos. Mas o interno e o externo estão sempre relacionados, e o bom ouvinte consegue ajudar um focalizador perturbado a saber como mudar também o exterior.

Pode-se perguntar a uma pessoa, com relação a algo ruim que ele esteja enfrentando intimamente: "Essa coisa ruim pode ser em certo sentido boa ou útil ou sensata?" Essa pergunta é complexa e profunda, e deve-se precedê-la de algo como: "Nada que seja ruim numa pessoa é inteiramente ruim. Se isso existe, deve ou deveria ter algum aspecto correto ou proveitoso a que precisamos dar atenção. Se descobrirmos para que serve, então não há problema. Assim, dê atenção a isso, veja o que quer dizer, porque está certo". O objetivo é ajudar o focalizador a parar de combater esses aspectos desagradáveis, a fim de permitir que eles se mostrem, para que o aspecto positivo aflore.

Frequentemente, um estado perturbado interno nos protege de outros problemas dolorosos. Se conseguirmos descobrir do que essa coisa dolorosa nos protege, poderemos nos proteger muito melhor.

O problema da pessoa talvez seja lutar contra o modo como o corpo se sente. Se você simplesmente aceitar o modo como se sente, um passo positivo resultará disso – passo que você não poderia forjar nem impor.

Algumas vezes ajuda perguntar a uma pessoa com tendências suicidas: "Você está pensando em cometer suicídio *contra* alguém? Contra *quem*?" (Com isso me refiro a uma tentativa de ferir alguém cometendo suicídio.) O focalizador talvez saiba a resposta prontamente, e o foco pode passar para onde deveria estar – esse relacionamento. Também pode ajudar dizer que a outra pessoa no relacionamento provavelmente não compreenderá a tentativa de suicídio do focalizador de forma alguma.

Se o focalizador está irritado, vale a pena perguntar: "Você está magoado com alguma coisa?"

Determinadas vezes pode-se perguntar: "Você acha que *nunca* consegue o que quer?" (Em caso positivo, deixe o focalizador se aprofundar no que seja.) Algumas das reações mais descontroladas e mais destrutivas das pessoas são na verdade uma luta vital contra algum lado delas que impede a realização do que elas precisam. A meta é, então, levar o foco a essa pressuposição ou esse obstáculo, que de algum modo deve ser falso. A que se refere e por quê?

Se um sentimento persiste, você pode pedir à pessoa que "inverta os papéis"[5] com o sentimento. Ela se levanta, relaxa o corpo e se prepara como se fosse representar um papel num palco. O papel é ser o sentimento. "Espere... sinta no seu corpo o que esse sentimento lhe faz, como ele agiria, o que ele diria, como se comportaria ou se movimentaria. Aguarde e veja o que acontece no seu corpo."

Às vezes ocorrem espontaneamente expressões corporais, choro ou são gritadas certas palavras. Quando isso cessa, é importante encontrar e focalizar o *Felt Sense* da qual provêm essas "descargas" de expressão.

Algumas sugestões para ajudar as pessoas a progredir – Faz bem dizer aos outros que é normal vivenciar os sentimentos – pelo menos por um tempo suficiente para perceber o que são. O mesmo se diz de necessidades, desejos, modos de ver as coisas. Como vimos, existem vários motivos para as pessoas se distanciarem dos sentimentos, entre eles, o medo de que um sentimento ruim provoque uma atitude nociva.

Se alguém tem medo dos sentimentos, você pode dizer:

"Sentimentos e atitudes não são a mesma coisa. Você pode sentir o que está sentindo. Depois, ainda resta a opção de decidir o que fazer."

"Não há problema em precisar de algo. A tentativa de não ter uma necessidade que se tem causa uma série de problemas. Mesmo que você não a satisfaça, não lute contra ela".

"Focalizar não é se perder no que se sente. Não se deixe afundar; fique perto do sentimento. Seja qual for, sinta-o e espere que ele se revele."

"Sensações estranhas não são o mesmo que sentimentos. É melhor se afastar delas e se ater à vida e às situações normais. As sensações estranhas podem não diminuir quando você se aprofunda nelas. O que na sua vida tem feito as coisas serem ruins? O que acontecerá se você se lançar na vida em vez de se acomodar?"

---

[5] O método de "Inversão de Papéis" foi criado por Fritz Perls. Aqui ele é usado no estilo da focalização.

Se a pessoa de repente se sentir estranha, espere um pouco. Faça um intervalo. Peça a ela que olhe a sala; chame a atenção dela para as coisas corriqueiras. Depois, prossiga.

No entanto, *você* não pode decidir se o focalizador deve se aprofundar em algo ou se distanciar de algo. Ele é quem deve decidir. Sua companhia talvez seja necessária (ou não) para avaliar certos pensamentos estranhos.

"Para mudar uma coisa ou fazer algo muito difícil precisamos encontrar um primeiro passo que realmente possa ser dado. Qual seria ele?" Sugira um passo pequeno caso o focalizador não tenha nenhum, mas não se agarre a nenhum, a não ser que tenha sido recebido com entusiasmo por ser possível. "Você é capaz de citar lugares onde você possa conhecer gente diferente? Como primeiro passo, faça uma lista."

Certas pessoas preocupam-se tanto com o que os outros pensam delas que precisam de ajuda para ter contato com o que elas pensam e sentem.

"Deixe de lado por instantes o que *eles* acham e o que disseram e vejamos o que *você* acha disso e como vê isso."

Lidando com pessoas muito perturbadas – Você pode falar de si mesmo, do seu dia, de qualquer coisa que desejar. Nem sempre é preciso viver os problemas dos outros. É claro que, se o focalizador está falando deles ou parece querer fazê-lo, você não deve se recusar a escutar. A pessoa precisa saber que você se dispõe a ouvir. Há momentos, porém, em que é a pessoa perturbada sente alívio por saber que você consegue falar de outras coisas.

Os momentos silenciosos, sossegados, também são proveitosos. É bom deitar na grama, caminhar, sem nenhuma tensão com a expectativa de que algo seja dito.

Você também pode fazer que pessoas perturbadas falem de (ou façam) algo em que são muito competentes, como, por exemplo, costurar ou tocar um instrumento. Isso as ajuda a se sentir bem por um tempo e permite a você interagir com uma pessoa capaz – correspondendo positivamente e com um bom motivo.

Em geral, é após esses momentos, depois de apenas ter estado ao lado do ouvinte, que uma pessoa pode se sentir inclinada a compartilhar áreas que são perturbadoras.

Se ela fala muito de coisas estranhas que você não consegue entender e depois diz uma ou duas coisas que fazem sentido, fique com estas e repita-as várias vezes[6]. Elas são o seu ponto de contato. Não há problema em retornar a essas frases, entremeadas de silêncio ou de outros temas, por até uma hora.

Se a pessoa diz coisas que não podem ser verdadeiras, responda mais ao sentimento que aos fatos distorcidos ou inverídicos. Por exemplo: "Os marcianos roubaram de mim tudo que eu tinha". Você encontra aí o sentimento. Pergunte: "Alguém pegou suas coisas?"

Outras maneiras de ajudar – Digamos que uma pessoa lhe peça algo que você não possa dar. Talvez você precise rejeitar o pedido, mas pode lhe dizer que está feliz com o fato de ele saber o que quer. Diga-lhe que você ficou contente de ele ter a liberdade de pedir. Isso funciona mais ainda se a necessidade tem relação com a vida e o amadurecimento para essa pessoa; se, pela primeira vez, ela se permitiu querer ou pedir uma proximidade maior ou um tempo maior com você.

Quando um focalizador age com você de um modo evidentemente agressivo ou autodestrutivo (e você pensa: não é de surpreender que tanta gente não goste dele), podem ser tomadas várias atitudes:

1. Você pode dizer como se sente com isso.

2. Você pode chamar a atenção para o que a pessoa está fazendo e perguntar como isso a faz se sentir. Seja vago, impreciso. Se chamar a conduta de "agressiva", "prepotente", "indolente", "ranzinza", "possessiva" ou de qualquer termo pejorativo, só dará a aparência externa. No íntimo do focalizador existe algo mais complexo. Então, mantenha sua perplexidade com a conduta, mesmo que você pudesse atribuir-lhe um adjetivo que a desqualifique de um ponto de vista externo.

---

[6] Esse método de "reiteração" foi criado por Garry Prouty.

3. Se você sentir que nessa conduta condenável existe uma boa vontade de viver, reaja. Muitos modos ruins são ruins porque o que é correto só está sendo feito *pela metade*, em vez de por inteiro e com liberdade. Se você reagir à metade que está se manifestando, ela se manifestará mais. Responder à metade que falta não ajudará tanto.

Exemplo: alguém está se queixando muito. Não ajudaria dizer: "Por que você sempre se queixa e se mostra tão fraco? Por que não briga por si mesmo e diz o que quer?" É mais proveitoso reagir à parte positiva daquilo que tenta se manifestar e afirmar: "Você está dizendo o que necessita dos outros e pedindo que eles parem de fazer o que têm feito".

Algumas das atitudes saudáveis e revigorantes são: tomar o partido de si mesmo; defender o próprio ponto de vista; dar-se liberdade de ser como é; prestar ajuda; fazer algo que não se faz há algum tempo; investigar, pensar em si mesmo; conhecer pessoas; ter uma vida sexual, um senso de significação ou mistério cósmico; buscar a paz; deixar que alguém o veja; tentar algo novo; dominar uma situação; dizer às pessoas como gosta que elas sejam; ser sincero; ter esperança; recusar-se a desistir; ser capaz de pedir ajuda. Todas essas atitudes são revigorantes.

Ninguém deve contar apenas com você. Deixe que a pessoa tenha contato com conhecidos seus ou chame alguém para ajudar, se ela sentir falta de gente.

A pessoa deve estar presente quando os outros falam dela na tentativa de ajudá-la. É difícil ser franco diante de alguém que se tenta ajudar, mas já vimos por que isso é imprescindível.

As necessidades de ajuda no trabalho, em obter um lugar para morar e assim por diante deveriam ser sempre atendidas. A ajuda está sempre ligada a necessidades, sejam quais forem. Não há sentido em separar os problemas "psicológicos" dos outros. Eles não são separados na vida pessoal.

Terceiro tipo de ajuda: interação

Até aqui você reafirmou os sentimentos do focalizador (o primeiro tipo de ajuda) ou expressou suas impressões ou ideias sobre os sentimentos dele (o segundo tipo). Até aqui tratou-se de ajudá-lo. Agora abordaremos os *seus* sentimentos. Esta seção é tanto para você quanto para ajudar a outra pessoa. Numa situação ideal, ambos podem tirar proveito dela.

Quando estamos acompanhados, os nossos sentimentos costumam estar ligados a essas pessoas. Apesar disso, são nossos sentimentos. Quase sempre nós nos vemos culpando os outros pelo que sentimos:

"Acho que você está sempre na defensiva".

"Acho que você está me enrolando".

"Fico irritado porque você sempre me interrompe".

"Fico decepcionado porque você não se sente nem um pouco melhor".

Nesses exemplos, exprimimos os nossos sentimentos dizendo que a outra pessoa age mal, se comporta incorretamente ou é responsável pelo modo como nos sentimos. Para exprimir os próprios sentimentos de uma maneira mais construtiva, precisamos *focalizá-los* e ter contato com o que existe em *nós*. Esses sentimentos continuarão relacionados com o que a pessoa fez, mas serão somente sentimentos nossos e não responsabilidade dessa pessoa. Por exemplo:

> "Para mim é sempre difícil seguir uma linha de raciocínio ou continuar achando que vale a pena expô-la. Assim, quando você me interrompe, atinge o meu ponto fraco. Fico de tal modo que não consigo dizer nada. É por isso que me irrito."
>
> "Eu tenho como que uma certeza de ser capaz de ajudar os outros. Fico decepcionado com o fato de que você não se sente melhor. É claro que me importo com você, mas vejo que essa decepção é uma coisa só minha. Preciso ser o 'salvador da pátria'."

Como se expressar – Em determinado momento da interação, você pode se voltar para a outra pessoa ou para si mesmo. Por exemplo, digamos que você esteja com uma mulher que fez algo que o incomodou. Você pode partir disso para o que ela fez, o que ela é e por que o fez. Ou pode se ater ao que você é e por que aquilo o incomodou.

Não adote a primeira opção; deixe-a para a tal mulher. Adote a segunda: parta desse fragmento da interação, seguindo na direção dos seus sentimentos. Veja por que aquilo o incomodou e fale a respeito.

É difícil para qualquer pessoa ouvir o que está errado nela. É fácil ouvir de si mesmo os seus erros ou que você é vulnerável, intolerante ou suscetível. Evite fazer comentários que comecem com "acho que você..." Agindo assim, você invade o terreno do outro e protege o seu.

Ao compartilhar o que está acontecendo *em você*, a interação se torna mais aberta e pessoal. A outra pessoa pode se sentir à vontade para contar a você coisas mais íntimas.

Não diga:

"Tenho de contar o que sinto. Será que posso confiar em você? Acho que você me intimida."

Diga:

"Fico zangado e irritado quando não consigo terminar o que estou dizendo. Perco o fio da meada. Fico inseguro de ter ou não boas ideias."

É fundamental ser claro ao se expressar. Evite generalidades. Continua sendo uma crítica dizer à pessoa que ela o deixou irritado. Você não compartilha nada com ninguém quando fala de coisas genéricas. Mas, ao contar o que está acontecendo com você na realidade – a sensação somente sua da situação –, você se abre. Você encontra essa clareza fazendo uma focalização nesse momento.

Esteja preparado para aceitar que o que você revelou pode ser ignorado. A outra pessoa talvez não seja capaz de entendê-lo na hora, pode ainda estar com alguma raiva ou retraída e não ter a sua capacidade de ser franco. Ela talvez precise manifestar a raiva mais uma ou duas vezes, ou rir ironicamente. Sua sinceridade estará clara, mas a pessoa pode não estar à altura dela. Assim, não espere uma reação calorosa *imediata*. Se você se sentir abalado, espere até que aquilo que você disse sobressaia, seja qual for a reação do outro.

É melhor dizer "estou com raiva" do que dizer impropérios e deixar a sua raiva ser percebida indiretamente. Ao expressar o sentimento sem rodeios, ele é compartilhado.

Se as primeiras palavras que lhe vêm são difíceis de dizer, não lute contra si mesmo. Espere um pouco para que outras frases se formem. Faça isso até ter palavras que possam ser ditas sem problema. Não abra mão do que deve ser revelado.

Focalize diretamente o que você mais teme ou aquilo com o qual você se debate. Se o que a outra pessoa diz o irrita, preste atenção ao que você acha que está sendo dito e ao que você acha que significa. Então revele o ponto essencial do que sente.

Nós costumamos lidar desesperadamente com a superfície do que sentimos ou com a reação que acabamos de ter, tentando consertá-la ou transformá-la em outra coisa. É mais fácil, contudo, deixar o sentimento real falar por si.

Exemplos:

"Isso me magoa."
"A sua raiva me magoou."
"Isso me faz sentir desprezado."
"Acho que me passaram a perna."
"Estou empacado."

Diga explicitamente as coisas ocultas no convívio e como se sente a respeito delas. Quase sempre ocorrem coisas que ambos conseguem sentir, mas esperam que não sejam percebidas.

Por exemplo, o outro pode estar pressionando você, que tenta evitar a pressão ao mesmo tempo que procura não deixar transparecer que está resistindo ou talvez você tenha cometido alguma bobagem ou um erro e esteja tentando repará-lo sem que perceba, tentando transformá-lo em algo diferente.

Quando coisas como essas realmente acontecem, revelá-las faz a interação deslanchar. Não revelá-las deixa a interação estagnada.

Fale a esse respeito se você fez algo e preferiria não ter feito. Pode parecer tarde demais, mas nunca é tarde para fazer a interação fluir.

Exemplos:

"Eu me sinto um bobo por ter ficado zangado e ter gritado."

"Há pouco, você disse... e eu disse que sim. Fiquei com receio de dizer não. Estava com medo de discutir com você."

O que parece impossível enfrentar é frequentemente uma boa oportunidade de se tornar mais próximo de alguém.

Se nada está acontecendo e você gostaria que estivesse – mesmo que pareça que nada de importante está ocorrendo com você –, focalize. Sempre há muitas coisas acontecendo, e algumas fazem parte da interação com a outra pessoa. Deixe-as claras.

Quando você está sendo muito pressionado, peça que parem, imponha um limite. Faça isso antes de estourar ou enlouquecer. Evite atingir o outro com o que você sente quando não cuida das suas necessidades. Diga o que você quer ou não quer, enquanto ainda tem tempo e disposição de ficar e ouvir da pessoa o que isso significa para ela.

Por exemplo:

"Gosto de ser útil quando você me chama, mas agora isso está acontecendo muito. Assim, em vez de me sentir bem com isso, como era de costume, me sinto exigido. Eu gostaria de me sentir bem com o seu pedido. Se soubesse que você me chamaria somente duas vezes por semana, ficaria feliz de novo."

Você não está tentando se livrar da pessoa, mas sim deixar claros os limites, a fim de poder voltar a se sentir bem com a pessoa.

Depois de determinar esses limites, você permaneceria para ouvir o que o outro acha deles.

Se você está ao lado de uma pessoa em silêncio, diga algo como: "Vou continuar sentado aqui para lhe fazer companhia". Relaxe. Mostre que consegue ficar consigo sem que o outro precise interagir com você. Nesse silêncio, se for longo, você terá uma série de sentimentos, alguns dos quais pode manifestar (num intervalo de alguns minutos).

Não fale de sentimentos que não tem e gostaria de ter. Fale sobre algo de valor que possui. Se achar doloroso ser sincero, saiba que os outros não se importam se você é bom, inteligente ou bonito. Só você liga muito para isso. Não machuca o outro se você parece um idiota ou imperfeito.

O que é verdade é. Admiti-la não a faz pior. Não revelá-la com sinceridade não a faz desaparecer. E, por ser verdade, é o que existe para fazer a interação. Qualquer coisa inverídica não existe para ser vivida. As pessoas conseguem enfrentar a verdade, pois já a suportam.

Quando não se manifestar – Fique em silêncio quando a pessoa está focalizando ou falando de suas preocupações ou desejando falar, se você der espaço. Protele a exposição do que é seu. Em geral, as pessoas escutam melhor se foram ouvidas antes e tiveram antes contato com a sua situação. Além do mais, enquanto a pessoa faz isso, o seu modo de ver pode mudar sem que você diga nada. Pode ser difícil dar a primazia ao outro, mas, se este está repleto de sentimentos vagos e incômodos, talvez você não seja ouvido se não ceder a vez.

Se você está muito incomodado e se a interação já não é confiável, espere um pouco antes de se manifestar. Enquanto se acalma, consegue filtrar melhor os seus sentimentos. E também é mais fácil para a pessoa senti-los se ficar claro que não está se deixando levar pelo que sente.

Não se manifeste imediatamente se estiver confuso sobre os seus sentimentos, pois irá apenas resvalar nos mais profundos. Focalize para saber o que são.

Quando se manifestar – Manifeste-se quando quiser tornar mais próximo o relacionamento ou quando estão "distorcendo o seu modo de ser" de algum modo. Por exemplo, fale se a pessoa insinuar que você se sente de uma maneira que não corresponde à realidade. Depois, volte a escutar. Se foi ouvido, não importa que o outro não acredite em você. Não discuta.

Manifeste-se também quando o outro precisar saber mais a seu respeito para se sentir mais à vontade ou tiver interpretado erroneamente uma das suas reações. Diga com franqueza como é para você. Não deixe que ele faça uma associação com o que você não está sentindo. Mesmo que seja mais fácil continuar anônimo, ser mal-interpretado e inalcançável, a interação não é possível desse modo.

Quando você se encontra em um grupo e nada acontece, diga algo a seu respeito. Isso abre caminho para que os outros se manifestem. Revele algo bem pessoal e significativo.

Quando a outra pessoa não tem a intenção de se relacionar com você, talvez ajude revelar espontaneamente qualquer coisa a seu respeito. Assim não precisa se deixar levar pela energia dela.

Manifeste-se quando estiver sendo idealizado. Revele um problema pessoal ou um sentimento seu não tão agradável.

Manifeste-se quando a pessoa achar que o magoou ou o destruiu. Detalhe o que você sente. Faça-a entender que, embora magoado e incomodado, você não está arrasado.

Manifeste-se quando sentir vontade. São duas pessoas num mesmo local. Ambas têm direitos iguais. Nem sempre é preciso saber por que se tem vontade de se manifestar.

Quarto tipo de ajuda: interagindo em um grupo

O que vem a seguir aplica-se a qualquer grupo. Pode ser uma equipe de trabalho ou a sua família; pode ser um grupo social ou uma força-tarefa; um grupo montado especificamente para fazer focalização – que abordarei em capítulo posterior.

Já ouvimos dizer que os grupos devem "elaborar", assimilar sentimentos claramente ruins. Em geral, isso não dá muito certo. Uns magoam os outros e não resolvem os problemas. Todos têm a palavra, mas ninguém pode falar várias vezes. Ninguém é realmente ouvido nem sequer se concentra para que os sentimentos *mudem*. Contudo, é disso que se precisa, e pode acontecer. Mas apenas acontece quando se escuta e se focaliza.

A focalização pode ser feita em grupo, por maior que esse seja. Alguém lê as instruções e todos focalizam nos intervalos de silêncio.

Depois, deve haver um momento em que cada um possa dizer algo. Se o grupo for grande, pode-se subdividi-lo. Divida o tempo disponível e faça alguém que tenha relógio controlar o tempo de cada pessoa. Digamos que se dispõe de meia hora e são dez pessoas. Cada qual fica com dois minutos e meio (deixando as sobras entre uma e outra). Quando as pessoas falam a esmo, dois minutos e meio não são nada, mas, se forem informadas do tempo antes e já focalizaram, esse tempo pode ser mais do que algumas pessoas usarão. Reserve um ou dois minutos de silêncio para que as pessoas decidam o que dirão.

O clima no grupo pode ser caloroso quando os integrantes têm a liberdade de dizer apenas o que querem e ninguém os critica, reformula ou acrescenta algo. Se as pessoas sabem ouvir ou quando se está ensinando a ouvir, ninguém deve dizer nada, a não ser a pessoa que está com a palavra.

Quando o grupo tem dificuldade com determinada pessoa, ou você está com uma dificuldade com ela, reserve um tempo para que alguns integrantes conversem com ela antes. Com poucas pessoas, cada uma pode ser ouvida e ter tempo suficiente. Que o objetivo seja o crescimento e a retidão de todos. As dificuldades existentes entre as pessoas ou nas próprias pessoas não impedem o trabalho e a dinâmica do grupo. Se elas são encaradas assim, o grupo se torna melhor. Quando os problemas são solucionados e qualquer um do grupo nota o seu crescimento, os outros ficam empolgados.

Se várias pessoas falam com alguém que está incomodado ou incomoda, pelo menos uma deve ter a incumbência de garantir que essa pessoa seja ouvida. Isso a ajuda a lidar melhor com as opiniões desfavoráveis dos outros membros do grupo.

Reconheça que determinada pessoa tem boas razões (ou aparentemente boas) para o que quer que seja incômodo ou pernicioso psicologicamente, mesmo que você esteja zangado ou a ache insensata.

Quando uma interação é ruim – digamos que você já falou por 10 minutos e ela só piorou –, pare. Vá à primeira e à segunda etapa da escuta. Pressuponha que o outro está tentando fazer algo bom. Diga isso. Tente descobrir qual é essa coisa boa e diga. (Se você não gosta, diga que não concorda, mas compreende.) Então, quando o lado da outra pessoa se esclarece ou é ouvido, diga que você quer apresentar o seu lado, e apresente. Mesmo que a pessoa não queira ouvi-lo, exponha o seu lado antes que ele desapareça. Você também pode chamar alguém que o ajude a ser ouvido.

Por que dar a vida e o trabalho a um grupo e não investir algumas horas esclarecendo-se com determinada pessoa? As pessoas costumam silenciar por consideração por alguém até ficarem com tanta raiva que desejam evitar essa pessoa por completo.

Vez ou outra você mesmo deve ter se sentido desestimulado com o grupo, sem disposição para trabalhar, angustiado por não estar fazendo certo. Contribua para que a pessoa que está com esses sentimentos hoje seja ouvida, mesmo que você não se sinta assim.

Num grupo, ajuda dar a palavra a uma pessoa que tem acenado e resmungado sem ter tido oportunidade de dizer nada.

Se uma pessoa diz algo importante e depois outras dizem um monte de coisas banais e fazem perguntas irrelevantes, volte-se para a primeira e convide-a a falar mais.

Quando todos voltam a artilharia para uma pessoa, deve haver alguém que esteja mais interessado em fazê-lo ser ouvido do que em atacá-lo. Mesmo que você se sinta inseguro ou deslocado no grupo, pode sempre expressar seu desejo de ouvir mais o que uma pessoa tem a dizer e que ela repita algo ao qual o grupo não reagiu.

Existem algumas maneiras de contribuir para a interação entre duas pessoas. Se duas ou mais estão tendo dificuldades e você não está irritado, colabore para que cada uma seja ouvida. Numa interação ruim, em geral ninguém consegue ouvir direito os outros. Se você responde a uma pessoa, como na primeira etapa da escuta, a outra conseguirá ouvi-lo e reconhecer os bons resultados do convívio. Depois, comente os sentimentos da segunda pessoa, o que leva a primeira a prestar atenção. (Não intermedeie nem decida quem está certo a respeito de quê. Guarde o seu ponto de vista para mais tarde, ou exponha-o rapidamente e volte-se a elas novamente.)

Grande parte do que dissemos sobre a escuta ajuda nas interações com pessoas próximas. A diferença é que você não está apenas tentando ajudar, mas tentando viver e trabalhar. Portanto, saiba que pode ser mais difícil e mais vagaroso. Aceite se o seu desempenho não for tão bom quando estiver envolvido. Não se surpreenda se não conseguir prestar atenção quando estiver sob ataque. Só de experimentar esses recursos – por mais lentos e difíceis que pareçam –, pode-se sair de uma atmosfera pesada.

Consegue-se uma enorme diferença num grupo se você ouvir, focalizar e revelar um pouco do que descobriu e se pedir aos outros, às vezes, que percebam e falem mais sobre o que estão sentindo.

quarta parte

Focalização e sociedade

12. Novos relacionamentos

13. A experiência fora dos papéis sociais

12. Novos relacionamentos

As pessoas descobrem a riqueza umas nas outras quando se abrem por meio da focalização e da escuta.

Consequentemente, os relacionamentos se tornam mais ricos e sólidos. Um clima de reconhecimento mútuo se desenvolve. Cada pessoa sente e respeita o esforço pela retidão.

A focalização pode ajudar a deslanchar os relacionamentos, mesmo aqueles que estiveram estagnados por muito tempo. Veja, por exemplo, o caso de Ken e Ed, dois professores da minha universidade. Eles tiveram uma discordância séria há mais ou menos 20 anos. Nada se resolveu. Desde então, um evitou o outro, a não ser em reuniões formais. Ambos estão sempre às voltas com decisões de interesse comuns. Não podem deixar de se falar. O relacionamento deles não é rancoroso; está, sim, travado. Não fazem nada de propósito para incomodar o outro, mas também nada para ajudar.

Há poucos anos me envolvi em uma das decisões deles. Estava sentado no escritório de Ken, enquanto ele ponderava sua decisão. Ele sabia o que queria, mas também imaginava que Ed teria restrições e provavelmente seria contrário. Ken precisava do apoio de Ed. Precisava que Ed ao menos não se opusesse à decisão abertamente. Ele decidiu falar direto com Ed. Mas como fez isso? Falou com ele *por telefone*, ainda que Ed estivesse no mesmo prédio. Não houve grande mudança, é claro.

Esses dois não sabem nada de focalização e escuta. Acham que se conhecem e, é óbvio, conhecem-se em certo sentido. Eles se observaram durante 20 anos. Cada um prevê corretamente o que o outro fará em dada situação. Não sabem, porém, que poderia haver uma mudança se focalizassem e se ouvissem. Não percebem a riqueza que existe logo abaixo dos traços desagradáveis que cada qual reconhece no outro. *Não sabem que pode haver movimento onde existe estagnação.*

O mais comum que se poderia dizer *não* seria útil. "Por que vocês dois não conversam e resolvem isso?" Isso só provocaria mais desavenças. Cada um começaria enumerando os erros do outro. Se conversassem, provavelmente só justificariam a opinião que têm do outro e também o seu ponto de vista generalizado de que as pessoas são como são e não mudam.

No entanto, num verdadeiro processo de focalização e escuta, ambos poderiam mudar. A mudança necessária não é drástica: apenas uma mudança no que um sente a respeito do outro.

Ken, por baixo dos traços e hábitos que incomodam Ed, é diferente do que eles imaginam sem terem feito a focalização. Se essa constituição humana rica pudesse emergir, ambos sentiriam de outro modo.

Nas discussões, as duas pessoas repetem eternamente a sua posição. Poupa muito tempo se você reafirma a posição do outro: "Não concordo, mas vamos ver se entendo o que você esta dizendo. A questão é..." Isso faz o outro parar de repetir e ouvir o que você diz, faz com que ouse se concentrar para perceber o que mais ele sente.

Citemos outro exemplo de um relacionamento próximo. Ela quer liberdade para ter mais de um amante. Ele é ciumento e angustiado. Estão empacados nisso faz algum tempo.

A relação deles tem-se repetido mais ou menos deste modo: sempre que se sente bem com ele, ela expressa o seu amor, mas também menciona a necessidade de sair com outros. Ele a questiona. Sair com quem? Quando? Quantas vezes? Ela fica em silêncio e ressentida. Aí vem a estagnação.

O "conhecimento" que ele tem dela foi apenas até este ponto: perceber que se sente retraída, mas não entender por quê.

O "conhecimento" que ela tem dele é apenas possessivo: acha que ele quer ser seu dono, limitar a sua vida.

Enfim, depois de meses nessa situação, eles focalizaram e escutaram. Um dos passos foi assim, com ele dizendo: "Quando faço essas perguntas e você fica brava e não fala comigo, o que você sente? Para variar, eu me disponho a ouvir".

Em vez de repetir sua queixa habitual a respeito da possessividade dele, ela fez a focalização. Durante alguns instantes, se manteve em silêncio; ele também. Então ela entendeu: "O que me deixa tão brava, Mário, é que ao perguntar essas coisas você de repente se transforma para mim num cara repulsivo, nada romântico e amedrontador, e perco a atração sexual por você. É isso que acontece na realidade".

Ele disse simplesmente: "Ah, não sabia disso. Fico contente de você ter descoberto isso e contado para mim".

Esse passo da focalização não resolve todo o problema deles, é claro. Mas esse passo provocou um movimento numa relação que estava estagnada.

A focalização poupa tempo. Ocupa apenas uns poucos minutos por dia. Vai-se à origem do problema, que muda. Ela é muito mais eficaz do que ficar empacado numa relação imutável, gastando tempo e energia em brigas repetitivas que não dão em nada.

Parece óbvio que os relacionamentos próximos se beneficiam de uma focalização e uma escuta periódicas. E as situações de trabalho? Será que todos não se tornariam próximos demais? Será que o ambiente ficaria muito difícil? Será que as pessoas conversariam com tal profundidade que o trabalho não sairia? Imagine gastar 15 minutos ouvindo alguém toda vez que se vai ao departamento de compras para pegar um simples formulário!

Não, não seria assim. Ao contrário, seria mais assim *sem* a focalização e a escuta!

A maioria dos locais de trabalho está cheia de sentimentos ruins e relacionamentos ruins. Toda vez que Regina vai ao departamento de compras, tem de aturar o sorriso amarelo daquela mulher que no ano passado fez de tudo para que ela fosse demitida. Beto é destrutivo e não confia em ninguém, e Jaime faz o jogo dele e lhe conta um monte de fofocas sobre os outros. E assim por diante.

Muitas pessoas trabalham todos os dias em lugares como esse. E, até em lugares mais agradáveis, o trabalho seria mais ágil se as pessoas ouvissem as outras.

Todos gostam de terminar o trabalho, e terminá-lo bem. Ficam desestimulados porque na maior parte dos lugares é também muito fácil ficar estagnado.

Vai demorar muito para que o trabalho, as escolas, os hospitais e as igrejas melhorem. Em qualquer organização consegue-se arrumar local e tempo para praticar a focalização e a escuta. Porém, mesmo quando a focalização e a escuta forem aprendidas por todos (provavelmente, na escola), os locais de trabalho e as organizações continuarão mudando devagar.

As instituições estabelecidas oferecem hoje ínfima oportunidade para a vida e a expressão individuais. A vida real das pessoas é monótona e silenciosa, por dentro, sozinha. No que diz respeito às instituições sociais, *esse* espaço é desértico.

Se você quer conhecer alguém mais intimamente, a sociedade moderna lhe dá poucas alternativas. Você pode fazer psicoterapia. Pode participar de um Grupo de Encontro de fim de semana. Se ele for bem-sucedido (de três, um costuma dar certo), você se aproximará de algumas pessoas e elas de você. Depois ele se desfaz. Se quiser mais, é só enfrentar na semana seguinte outro grupo de desconhecidos. Pode-se ter a mesma experiência inicial vezes seguidas, mas não há uma estrutura social permanente.

Qual a resposta? Acho que ela está num novo tipo de estrutura social chamado Grupo "Changes" [Mudanças].[7]

Vários grupos desse tipo foram criados ao longo dos anos, em vários lugares dos Estados Unidos, por pessoas que sabem focalizar e escutar. Esse grupo reúne pessoas afinadas com a focalização e a escuta. O importante é que ela está lá – uma estrutura social permanente. É um lugar onde você pode ir quando precisar focalizar ou precisar de uma pessoa que o escute.

Você mesmo pode dar início facilmente a um Grupo Changes. Para mostrar como funciona um grupo desses, vou descrever um deles: o Changes de Chicago.

Numa manhã comum de domingo, existe uma enorme reunião na igreja da rua 57 com a avenida da Universidade. Duas salas amplas ficam repletas. Olhando com mais atenção, percebe-se que as pessoas formam pares. Em várias mesas pequenas, nos cantos e no saguão,

---

[7] O Grupo Changes foi iniciado por Kristin Glaser.

veem-se duas pessoas sentadas – uma fala, a outra escuta. Depois de certo tempo, elas invertem os papéis.

Se chegar mais cedo, verá uma grande reunião do grupo todo. Você presencia a escuta no exato momento. Alguém diz uma coisa importante. Outro se volta para o que está falando e diz: "Acho que você está chegando a…" O falante para, focaliza rapidamente e diz: "Sim, mas é mais como…"

O que sempre me impressiona no Changes é que isso ocorre com muita frequência. Embora tenha durante muitos, muitos anos, treinado pessoas para que saibam escutar, quase sempre me esqueço de ouvir quando estou num grupo grande. Fico feliz quando os outros não se esquecem. Se interrompo, alguém diz: "Espere aí, Gene, acho que ela está tentando dizer que…"

Vez ou outra, alguém tímido quer dizer algo difícil e pede a alguém do grupo que o ouça. Parece esquisito. Lembro-me de Susan se levantar numa reunião e dizer: "Ah… Joe, você me escuta para eu poder dizer isso?" Joe acenou afirmativamente. Ela disse algo e Joe reafirmou o ponto central. Ela prosseguiu, e Joe também. Dessa forma, ela transmite os seus pensamentos e os faz ser ouvidos, antes que qualquer pessoa do grupo possa interromper ou discutir. Todos entendem o que ela queria de Joe e por quê.

Outro propósito para escutar nessa comunidade torna-se claro no intervalo. As pessoas se movimentam e conversam em grupos informais pequenos, como fazem em qualquer lugar. Alguém se aproxima de um homem e lhe diz: "Oi, Tom. Estou passando por momentos difíceis e preciso que me escutem. Você está disposto?" "Claro", responde Tom. "Precisa ser já?" "Sim, se não houver problema." Eles saem para encontrar um canto tranquilo.

Tom poderia também ter dito: "Não, não quero ouvi-lo agora. Desculpe". O focalizador sairia à procura de outro ouvinte, ou Tom poderia ter sugerido uma hora em outro dia, ou ainda poderia ter dito: "Sim, tudo bem, mas também preciso de um ouvinte. Vamos dividir esse tempo?"

Como vimos anteriormente neste livro, uma escuta verdadeira é rara. Quando Allan mudou-se para Tucson por causa de um emprego, ele voltava a Chicago num intervalo de poucos meses, só para ser *ouvido!*

Quando se experimenta aquilo que é, de início, um caminho vago e obscuro para as etapas dos detalhes e da mudança internos, viver sem ter isso nas pessoas é sinônimo de solidão e superficialidade. Sem ter quem ouça, é difícil ouvir a si mesmo. Fica-se sempre frustrado com as pessoas que não conhecem a focalização. A cada momento se quer dizer: "Você poderia descobrir algo mais sobre isso?" – mas a pessoa não sabe o que o pedido significa.

As pessoas acham que já sabem o que sentem. Podem ter uma ótima percepção dos seus "sentimentos viscerais", mas ficam por aí. Não sabem que um caminho de muitos passos se descortinaria se captassem para lá dos sentimentos óbvios aquilo que ainda não está claro.

Assim, uma pessoa geralmente deseja ensinar a focalização para aqueles com os quais está mais próxima. Não que se tenha ouvir de tudo que apareça. Em silêncio também é bom.

Também é desolador se me consideram estático no que sinto e digo, se quem ouve não sabe que pode haver passos em direção a um aprofundamento e mudanças. É incômodo se você interpreta o que revelo como minha "posição" e, em resposta, afirma a sua. E paramos por aí. Ambos rasos, como uma porta fechada na parede.

Não é de surpreender que Allan vá a Chicago para ser ouvido. Agora que essas aptidões estão mais disseminadas, o Changes não é mais uma ilha rara.

Depois da parte de escuta mútua na reunião noturna do Changes, há um breve intervalo. As pessoas dirigem-se a grupos especiais. Há grupos de treinamento em escuta. Há vários grupos de focalização, em que prevalece um clima muito amistoso, e cujos integrantes teriam receio de deixar que você participasse. Existem também outras atividades. Alguém pode se levantar espontaneamente em meio ao grupo e dizer: "Eu gostaria de organizar um grupo de movimento e dança hoje à noite. Encontrem-me naquele canto". Poderia ser inclusive um grupo de mudança de comportamento ou um de interpretação junguiana de sonhos.

A focalização torna todos os outros métodos mais eficazes ao relacioná-los com o *Felt Sense* do corpo. Não formamos uma "seita" na focalização. Ela se aplica a qualquer coisa que já seja proveitosa. No entanto, ficamos felizes que qualquer pessoa nos ensine outras habilidades. As pessoas se referem a métodos diferentes como se fossem antagônicos, mas, no corpo humano, o que ajuda não se contrapõe a nada que também ajude. A focalização permite a você perceber se determinada coisa lhe é útil em certo momento.

O treinamento de autodesenvolvimento é essencial numa rede como essa, e a focalização e a escuta têm passos específicos que qualquer um pode aprender.

Em geral, se encontra uma psicoterapia mais real nessa comunidade do que na terapia formal. Talvez você se sinta incomodado de ver gente aparentemente sem formação fazendo isso. E se Tom não for bom em escuta ou se impuser o seu ponto de vista aos outros? É confiável?

É mais confiável do que médicos. Ninguém acha que a outra pessoa é uma autoridade. Ninguém tem tendência para aturar ordens, imposições ou interrupções. A pessoa a quem se pede que ouça é simplesmente uma pessoa. Se a escuta de Tom não é boa, o focalizador vai embora.

Um paciente que não avance muito na sua psicoterapia precisa de meses ou anos para trocar de terapeuta. Quase sempre o paciente pensa: "O médico *deve* saber o que está acontecendo. *Deve* haver boas razões para isso". O Changes é muito mais confiável que a psicoterapia. A psicoterapia, quando eficaz, é insubstituível, mas então o paciente pode sentir algumas mudanças no corpo.

Como dar início a um Grupo Changes? Comece por encontrar uma pessoa que saiba focalizar e escutar. Se essa reunião funcionar e ambos quiserem formar um Grupo Changes, convide uma terceira pessoa e planeje admitir a entrada de outras gradativamente. Estimule cada pessoa que goste da atividade a apresentar outras.

O que permite o funcionamento de qualquer Grupo Changes é o enfoque de focalização e escuta. Não há necessidade de "diretrizes", e o Changes, como um todo, nem as tem. Claro que existem as decisões corriqueiras. Alguém precisa decidir quando serão as reuniões, o que fazer com pequenas quantias de dinheiro e assim por diante.

No modelo tradicional das organizações – não no Changes –, tais decisões são tomadas por um grupo pequeno com poder em que outras pessoas não podem entrar. Outro modelo é o da "democracia participativa", em que todos tentam tomar as decisões. Porém, as decisões são enfadonhas, os participantes ficam impacientes e as reuniões se tornam rancorosas, ainda que a decisão por tomar seja banal.

O Changes é o terceiro modelo. Há um grupo pequeno que toma as decisões corriqueiras. Mas todos sabem onde e quando é a reunião e está sempre convidado para participar: uma vez, ocasionalmente, sempre ou nunca. A maioria dos membros não aparece, mas todos podem.

Cada Grupo Changes é organizado na medida em que os membros desejem. Existe um "Changes International", que apenas mantém uma lista de Grupos Changes e às vezes envia textos. Ele não aplica "diretriz" alguma.

A focalização e a escuta não são as únicas coisas que se fazem nem o único ponto de vista. Mas são compartilhadas e aprendidas por quem quiser aprender. Ocorrem uma grande troca terapêutica e uma grande proximidade humana.

13. A experiência fora dos papéis sociais

Atualmente está ocorrendo um avanço na natureza da pessoa.

Ao longo da história, as pessoas se expressaram em padrões repetitivos de linguagem e se entenderam dessa forma. Os tipos de experiência emocional foram rotulados: se alguém zombasse de você, você ficava irado; se alguém lhe desse algo, ficava grato. Sem dúvida, achava-se que existia mais do que isso – mais do que se pudesse dizer ou entender –, mas ninguém sabia o que era o "a mais".

Para nos expressarmos (mesmo para nós mesmos) e lidarmos com as situações, precisamos ter contato com esse "a mais" da nossa experiência. De início, esse "a mais" revelou certas motivações e certos conteúdos que pareciam ser os mesmos para todos. Claro que não havia consenso quanto aos conteúdos, e surgiram vários modelos para explicá-los. Depois, com profundidade maior, descobriu-se que por trás dos modelos destacava-se uma pessoa singular.

De uns anos para cá, houve um grande progresso: milhões de pessoas "entraram em contato com seus sentimentos". Uma vez que não se estava acostumado a se voltar para os próprios sentimentos com frequência, trata-se de um passo muito importante. Existem muitos métodos e movimentos cuja essência é essa.

A focalização é um passo diverso, mais à frente. Além do contato com os sentimentos, há um "lugar" interior diferente. Forma se *uma sensação física holística, de início imprecisa.* É a sensação do significado completo de uma preocupação particular. *É desse "lugar"* que surge uma série de mudanças internas, um caminho de muitas etapas. Uma tessitura interna de detalhes revela-se e se altera.

Descobrimos a focalização ao estudar pacientes que já a praticavam. Não a inventamos. Só a especificamos e a tornamos passível de ser ensinada.

Hoje entendemos que a experiência humana não consiste realmente em peças ou conteúdos com uma forma imutável. Quando se sente em qualquer instante essa forma exata, intrincadamente complexa, ela se altera com a própria sensação.

A experiência de uma pessoa não pode ser *presumida* pelos outros ou até por ele próprio. Não pode ser expressa segundo os rótulos comuns. Ela precisa ser contatada, descoberta, sentida, correspondida e ter espaço para se mostrar.

Vou contar um caso para exemplificar o que digo.

Pediram-me que ensinasse focalização e escuta a um grupo de psicoterapeutas e estudantes de psicoterapia. Uma mulher, terapeuta-estagiária, sentia-se deslocada no grupo, que tinha só mais uma mulher e o seu supervisor, vários colegas de trabalho, um sujeito que era o terapeuta dela e eu, o professor-visitante.

Quando chegou a vez dela falar um pouco sobre um problema (para que pudéssemos treinar a escuta), disse que o seu marido exigia que ela contasse tudo quando voltasse para casa. O marido a ajudara na longa luta da sua formação e agora queria que ela contasse suas experiências a ele. Era mais do que justo. No entanto, quando voltava para casa, ela queria descansar, ficar consigo mesma. Queria poder recusar.

Eu segui as regras da boa escuta e disse exatamente aquilo: "Você quer ficar consigo, descansar, poder recusar. É isso?"

De repente, algo dentro dela pareceu se soltar. Ela ergueu os olhos, que cintilavam. "Sim, poder recusar! Poder seguir a minha necessidade e a minha sensação! Fazer que isso tenha importância mesmo diante de outra pessoa! É isso, é isso!"

Os outros participantes tinham algumas perguntas. Ela não estaria sendo egoísta, hostil? Não estaria evitando a convivência com outro ser humano? Ela não estaria demonstrando falta de maturidade com essa necessidade de se recolher para se encontrar? Uma série de deduções poderia ser feita do pouco que ela dissera, e muitos rótulos comuns poderiam ser aplicados a isso.

Ninguém pareceu querer admitir o que ela dissera, do modo como dissera. Todos pareciam querer *algo mais*, algo que ela *não* tinha dito, que fosse o que "realmente" havia ali. Eu "apenas" a escutara.

Ela enfrentou o supervisor, o terapeuta e os outros. Agora ela percebia que sabia exatamente pelo que estava passando. Aquilo ressoou nela. As palavras mexeram com a experiência, e esta corroborou as palavras.

Por ter sido ouvida com precisão, descobriu que o seu sentimento tinha uma forma e uma existência próprias.

Mas não se poderia argumentar que a experiência dessa mulher se inseria num padrão comum? A mulher que afirma a realidade da sua experiência – não seria esse, por assim dizer, o padrão 17B?

Não, a experiência de uma pessoa não se insere num padrão. Neste instante pode parecer que se enquadra num padrão, mas daqui a pouco terá outro padrão, ou nenhum. Em todo caso, a aparente pertinência nunca será exata, pois a experiência é mais rica que os padrões. Além do mais, a experiência muda.

A experiência é única quando a focalização a revela. Como me disse alguém certa vez, referindo-se a uma sala em que havíamos feito muita focalização e escuta: "O que acontece lá nunca ocorreu na história do mundo". Essa pessoa quis dizer que a experiência única de cada pessoa, à medida que se percorrem os passos da focalização, nunca foi conhecida antes. Mas quis também assinalar o fato de que na história, até hoje, a gente comum não costumava fazer isso.

Trata-se de um novo passo no desenvolvimento humano o fato de as pessoas não só terem contato com os próprios sentimentos como também se moverem através de passos de desdobramentos e mudança. Estamos caminhando para além dos padrões de conformidade.

Claro, a divergência sempre foi possível. Todavia, aqueles que rejeitaram os padrões tradicionais quase sempre se viram deslocados, perdidos, sem valores nem modelos. A focalização substitui esses padrões por um modo de criar novos padrões.

Se nós nos empenharmos em descartar velhos padrões e comportamentos, o que os substituirá? Novos comportamentos igualmente estanques e dolorosos? As novas formas podem emergir do *interior* de cada um, em vez de serem impostas de fora. O mundo em que isso acontecer não será um mundo em que serão impingidos às pessoas comportamentos que paralisam e machucam. Será um mundo em que *os comportamentos serão usados de um modo novo.*

Analisemos essa possibilidade mais detalhadamente.

Atualmente, muitas pessoas se debatem com um fato desnorteante: os velhos padrões que deveriam fazer a vida dar certo – e outrora fizeram – não servem mais. Ser um pai ou uma mãe hoje em dia, por exemplo, não é o mesmo que na época dos nossos pais. Ainda assim, não existe nenhum outro modelo para seguirmos. Temos de inventá-lo à medida que avançamos – quase sempre aprendendo que o que acabamos de fazer foi um erro.

Da mesma maneira, algumas mulheres acham o trabalho doméstico vazio e intolerável, mas em geral estão despreparadas para qualquer outra coisa. O modelo de mulher está mudando, mas sempre se discute se ele está mudando para este ou para aquele novo modelo, como se, enfim, por algum motivo, uma forma fixa devesse ser imposta.

E quais são os papéis corretos dos filhos? Será que um deles pode vir a ser único e ao mesmo tempo se importar com os pais? Essa é uma questão que todos os jovens enfrentam.

Esses padrões antigos foram úteis. A massa (com pouquíssimas exceções) ajustou-se aos papéis e às rotinas que lhe foram atribuídos e lhe legaram uma vida emocional interna. Apenas uma quantidade diminuta de pessoas instruídas e inteligentes *criou* papéis e modelos.

Entretanto, hoje essa dependência de rotinas e papéis mudou. Grande parte da *massa* de pessoas é instruída e alfabetizada. Sua criatividade e suas necessidades criativas aumentaram, e as rotinas são restritivas demais. As pessoas percebem que têm sentimentos bem mais complexos do que os exigidos ou oferecidos pelos papéis consagrados.

Como pessoas mais desenvolvidas construiriam uma estrutura social melhor? É uma questão ampla e não solucionada. Muito sabemos a respeito da formação das pessoas pelos padrões sociais, mas, se partirmos da pessoa... encontramos um hiato. Não sabemos como o desenvolvimento individual atinge o nível da estrutura social. Por esse motivo tem ocorrido um aprimoramento tão pequeno no caráter das unidades sociais e políticas.

A focalização é apenas uma parte da resposta. Permite às pessoas encontrar sua fonte interna de orientação. Pode ser uma fonte de novos padrões, criados por cada um.

Em vez de estruturas estáticas, precisamos da capacidade de criar estruturas. Isso não seria desestruturado. Sem uma estrutura, nada se realiza. Seria uma reestruturação constante desejada e compreendida. As situações sociais poderiam ser estruturadas de modo que pudessem ser reformuladas pelos participantes.

Em lugar de termos apenas as emoções previsíveis, esperadas, que os papéis exigem, temos sempre sentimentos imprecisos – imprecisos porque os "precisos" são os que já fazem parte do padrão. Precisamos construir frases novas para expressar esses sentimentos imprecisos e novas atitudes para levar tais sentimentos à vida cotidiana. Esse é o processo da construção de padrões.

Em certa medida, todos estamos envolvidos cada vez mais no *processo de construção de padrões*.

É daí que pode surgir a grande oportunidade. Se aceitarmos a nós mesmos e aos outros como criadores de formas de atuação, não precisaremos mais impor padrões a ninguém.

É verdade que continua existindo essa imposição antiquada de formas de atuação. Por exemplo, as pessoas pensam hoje que o novo modelo é não ser ciumento ou possessivo. Se o seu cônjuge ou namorado tem um relacionamento sexual com outra pessoa, acham que devem aceitar o fato. Mas não devem. Então, elas se debatem para impor a si mesmas o novo modelo. A liberdade sexual é o novo padrão, e, se elas estão prontas para mudar o antigo, o novo que lhes é imposto também não é adequado. Surge uma mágoa interminável, juntamente com sentimento de culpa e autoacusação, porque o novo comportamento também não serve. "O que eu tenho de errado?" – a pergunta se eterniza. "Se esse comportamento serve a todos que são corajosos e modernos, por que não para mim?" Só a forma é nova. Esse é o velho modo de se adaptar aos comportamentos, antigos e novos.

Determinados casais que conhecem a focalização estão criando um modo novo e diferente de abrir o seu relacionamento. Outros dizem que têm outra relação com o ciúme porque o sentem no corpo. O que *está* claro é que adoção de modelos generalizados, antigos ou novos, não é a saída. O corpo assimila constantemente um novo aprendizado, acréscimos à sua já gigantesca reserva de sabedoria. O aprendizado real só se efetiva por meio do diálogo com o corpo. Uma focalização sensível pode resultar em padrões realmente factíveis, adequados unicamente a cada um de nós e aos que nos são próximos. Adotemos a *invenção* de padrões.

Os sentimentos dão a impressão de ser objetos internos, fortes e quase sempre imutáveis. Para perceber que o sentimento não é um objeto, deve-se ter uma sensação que o ultrapasse. É diferente sentir a situação toda como uma sensação física ainda imprecisa.

Os sentimentos costumam conflitar com a razão. Muitos são menos perspicazes que a razão. Entretanto, raramente apenas a razão basta para nos mudar ou para nos apoiarmos.

O *Felt Sense* holístico é mais abrangente que a razão. Ele *abrange* as razões da razão e também aquilo que provocou o sentimento, e muito mais ainda. Essa sensação holística pode ser vivenciada em mais profundidade e tem uma direção própria. É a sensação do todo, inclusive o que se sabe, o que se pensou, o que se aprendeu. Ela inclui tanto o que você achou que "devia" quanto o que ainda não resolveu. Pensamento e sentimento, dever e desejo não estão separados nela.

Uma pessoa disse: "Desejo ter cada vez mais essa sensação interna de conhecer que hoje consigo às vezes. Gostaria de tê-la o tempo todo".

O que se sente em princípio imprecisa e holisticamente é mais fundamental que os pensamentos , os sentimentos e os modos de agir já formados, já gravado nos padrões existentes.

Vem surgindo uma sociedade de criadores de padrões. Não pode ser nada menos que uma sociedade na qual as pessoas são mais sensíveis e intolerantes às brutalidades de opressões, bem como mais capazes de agir de modo a transformá-las.

Apêndices

a. Nota filosófica

b. Pesquisa, aplicações e referências

c. Informações: onde se aprofundar no treinamento da focalização ou encontrar terapias que a utilizam

d. Focalização resumida

a. Nota filosófica

A focalização faz parte de uma filosofia mais ampla (veja as *Referências filosóficas*). Quando focalizamos, prestamos atenção no *Felt Sense*. Esta é sentida pelo corpo, mas apesar disso tem significados – todos os significados com que já se convive porque nas situações cotidianas se está sempre com o próprio corpo. O *Felt Sense* é corporal e mental antes que corpo e mente se separem.

Qual a relação entre esse corpo-mente uno e a mente ou o raciocínio lógico? Tenho abordado essa questão sistematicamente em meus ensaios filosóficos.

A focalização não é um convite para deixar de pensar e simplesmente sentir – isso não transformaria os sentimentos. A focalização começa com aquele estranho e pouco conhecido *Felt Sense*, e então pensamos verbal, logicamente ou compomos imagens, mas de maneira tal que o *Felt Sense* mude. Quando acontece uma mudança corporal, sentimos que a nossa maneira habitual de pensar se fundiu ao corpo-mente e permitiu um passo adiante.

Não podemos confiar apenas no corpo-mente, nos pensamentos ou nos passos que damos: confiamos no conjunto de passos.

O raciocínio pode ser objetivamente verdadeiro e vigoroso, mas, quando entra em contato com o que o corpo já sabe e vivencia, ele se torna ainda mais potente.

Esse novo método de que trato aqui não se aplica apenas a problemas pessoais, mas também à teoria e à ciência. O raciocínio lógico permanece no interior das "caixas conceituais" que lhe dão origem. Ele apresenta apenas interpretações diferentes, conflitantes, suposições, pontos de vista – e deve ficar no interior dessas interpretações. Quando usamos o *Felt Sense* como modelo, podemos experimentar todos os tipos de ideia sem nos prendermos a eles. É isso que os cientistas fazem (hoje em dia raramente) quando deparam com algo novo, depois de ter convivido com o problema por um longo tempo. Em vez de apenas aplicar conceitos, eles podem retornar ao pleno *Felt Sense* relativo ao seu objeto de estudo.

Podem-se conservar as ideias ou pressuposições e ainda assim libertar-se deles e ir diretamente ao *Felt Sense*. Dessa forma, obtém-se algo novo a que os conceitos nunca chegariam e criam-se novas ideias.

Trata-se de um modelo diferente, uma maneira inovadora de entender a experiência e a natureza que não são como as ideias. A verdade não está apenas no pensamento, mas sim em como diversos pensamentos se relacionam com a experiência, tragam eles algo para a focalização ou não.

A experiência não pode ser definida por conceitos. Mas, ao mesmo tempo, ela não é indefinível. A experiência é mais organizada, mais lapidada que os conceitos. E pode ser vivenciada sempre de forma a criar novos sentidos e mudar o significado do que se apreendeu anteriormente.

Outras obras já mostraram como essa relação entre as ideias e a experiência transforma a estrutura lógica e a dos pensamentos.

A focalização descortina um novo método do pensamento humano.

Em meus trabalhos filosóficos, encontrei maneiras de lidar com problemas bem conhecidos relativos à "experiência", a atividade da linguagem que está além do que pode ser representado e de outros problemas que hoje parecem possibilitar o que mencionei anteriormente.

Veja as *Referências filosóficas*.

b. Pesquisa, aplicações e referências

(muitas delas disponíveis no site *www.focusing.org*)

Existem mais de cem pesquisas que comprovam a eficácia da focalização e de altos níveis de experienciação em vários contextos (Hendricks, 2001, disponível em *www.focusing.org*).

A focalização vem sendo estudada em relação a diversos temas como Espiritualidade, Negócios, Solução de Problemas, Escrita Criativa, Medicina, usada com crianças, nos esportes e na criação de teorias.

A focalização se aplica não apenas aos problemas pessoais. A criatividade, a originalidade e a profundidade sempre exigem algo como a focalização em qualquer área: a capacidade de se concentrar no que ainda não foi verbalizado – seja ligado à intelectualidade, à prática ou a qualquer outra coisa.

Referências bibliográficas

Campbell, P.; McMahon, E. *Bio-spirituality: focusing as a way to grow.* Chicago: Loyola University Press, 1985.

Elbow, P.; Belanoff, P. "Private writing: finding what you have to say." In: *A community of writers: a workshop course in writing.* Nova York: McGraw-Hill, 1989.

Flanagan, K. *Everyday genius: focusing on your emotional intelligence.* Dublin: Marino, 1998.

Focusing Institute. "Focusing and medicine". *The Folio: a journal for focusing and experiential therapy.* Spring Valley, 1999.

_____. "Focusing with children". *The Folio: a journal for focusing and experiential therapy*, Spring Valley, 1997.

FRIEDMAN, N. *Focusing: selected essays (1974-1999)*. Filadélfia: Xlibris, 2000.

_____. *On focusing: how to access your own and other people's direct experience*. Arlington: 1995 (edição do autor).

GENDLIN, E. T. *Focusing-oriented psychotherapy: a manual of the experiential method*. Nova York: Guilford, 1996.

_____. *Let your body interpret your dreams*. Wilmette: Chiron, 1986.

HENDRICKS, M.N. "Focusing-oriented/Experiential psychotherapy: research and practice". In: CAIN, David; SEEMAN, Jules (orgs.). *Handbook of research and practice in humanistic psychotherapies*. Washington: American Psychological Association, 2001.

_____. "Experiencing level as a therapeutic variable". In: *Person-Centered Review*, Beverly Hills, v. 1, n.º 2, maio 1986, p. 141-162.

HINTERKOPF, Elfie. *Integrating spirituality in counseling: a manual for using the experiential focusing method*. Virgínia: American Counseling Association, 1998.

IKEMI, A. *Presence, existence & space: key concepts in focusing-oriented psychotherapy*. Nada Lou Productions, Canadá, 2000 (vídeo). Consulte também: *http://www.ne.jp/asahi/jfa/j-focusing-e.html*.

KLAGSBRUN, J. "Listening and focusing: holistic health care tools for nurses". In: *Holistic Nursing Care* 36, n.º 1, 2001, p. 115-129.

_____. *How I teach a focusing workshop*. Spring Valley: The Focusing Institute, 1999.

KLEIN, J. Inside-me stories: *"Something is happening inside me!"*. Hypoluxo: The Inside-People Press, 1998.

SHERMAN, E. "Experiential reminiscence and life-review therapy with the elderly". In: LIETAER, G.; ROMBAUTS, J. e VAN BALEN, R. (orgs.). *Client-centered and experiential psychotherapy in the nineties*. Leuven: Leuven University Press, 1990.

CORNELL, Ann Weiser. *The power of focusing*. Oakland: New Harbinger Publications, 1996.

WILTSCHKO, J. "Focusing therapy: some fragments in which the whole can become visible". In: HUTTERER, R.; PAWLOWSKY, G.; SCHMID,

P. F.; Stipsits, R. (orgs.). *Client-centered and experiential psycho-therapy*. Nova York: Peter Lang, 1996.

Wolfes, B.; Bierman, R. "An evaluation of a group treatment program for incarcerated male batterers". *International Journal of Offender Therapy and Comparative Criminology*, v. 40, 1996, p. 318-333.

Referências filosóficas

Cornell, Ann Weiser. *The power of focusing*. Oakland: New Harbinger Publications, 1996.

The Focusing Institute. "Focusing and Medicine". *The Folio: a journal for focusing and experiential therapy*. Spring Valley, 1999.

Gendlin, E. T. *Experiencing and the creation of meaning: a philo-sophical and psychological approach to the subjective*. Evanston: Northwestern University Press, 1997. Com novo prefácio.

_____. "A process model". In: The Focusing Institute: *www.focusing.org*, 1997.

_____. "The responsive order: a new empiricism". *Man and World*, v. 30, n.º 3, 1997, p. 383-411.

_____. "Crossing and dipping: some terms for approaching the interface between natural understanding and logical formation". *Minds and Machines*, v. 5, n.º 4, 1995, p. 547-560.

_____. "The primacy of the body, not the primacy of perception". *Man and World*, v. 25, n.ºs 3-4, 1992, p. 341-353.

_____. "Thinking beyond patterns: body, language and situations". In: den Ouden, B.; Moen, M. (orgs.). *The presence of feeling in thought*. Nova York: Peter Lang, 1991.

Hinterkopf, Elfie. *Integrating spirituality in counseling: a manual for using the experiential focusing method*. Virgínia: American Counseling Association, 1998.

Ikemi, A. *Presence, existence & space: key concepts in focusing-oriented psychotherapy*. Nada Lou Productions, Canadá (vídeo), 2000. Consulte também: *http://www.ne.jp/asahi/focusing/ifa/j-focusing-e.html*.

KLAGSBRUN, J. "Listening and focusing: holistic health care tools for nurses". *Holistic Nursing Care*, v. 36, n.° 1, 2001, p. 115-129.

_____. "How I teach a focusing workshop". Spring Valley: The Focusing Institute, 1999.

KLEIN, J. *Inside-me stories: "Something is happening inside me!"*. The Inside-People Press: Hypoluxo, 1998.

LEVIN, D. M. (org.) *Language beyond postmodernism: saying and thinking in Gendlin's philosophy*. Evanston: Northwestern University Press, 1997.

SHERMAN, E. "Experiential reminiscence and life-review therapy with the elderly". In: LIETAER, G.; ROMBAUTS, J.; VAN BALEN, R. (orgs.). *Client-centered and experiential psychotherapy in the nineties*. Leuven: Leuven University Press, 1990.

WILTSCHKO, J. "Focusing therapy: some fragments in which the whole can become visible". In: HUTTERER, R.; PAWLOWSKY, G.; SCHMID, P. F.; STIPSITS, R. (orgs.). *Client-centered and experiential psychotherapy*. Nova York: Peter Lang, 1996.

c. Informações

Você deve avaliar qualquer processo humano através do seu *Felt Sense*. Mesmo que escolha um de nossos melhores instrutores de focalização, se o relacionamento não é gratificante, revigorante, não se trata de focalização. Caso você imaginava que fosse terapia, também não está ocorrendo um processo terapêutico. Esse princípio não se aplica somente à focalização, mas a qualquer atividade que vise ajudá-lo.

Nós temos instrutores em 125 cidades dos Estados Unidos e em outros 31 países. A lista é muito grande e, por isso, é difícil mantê-la atualizada. Portanto, não a reproduzimos aqui como fizemos em edições anteriores.

Para encontrar um instrutor perto de você (ou para se informar sobre *workshops* e as últimas novidades de focalização), envie-me um envelope selado com seu endereço para:

Eugene T. Gendlin, Ph.D.
The Focusing Institute
34 East Lane
Spring Valley, NY 10977

Tel./Fax: (845) 362-5222
info@focusing.org
www.focusing.org

No *site www.focusing.org* você:

- encontra um parceiro de focalização para escuta, dividindo o tempo;
- vê onde serão os próximos *workshops*;

- acha o instrutor de focalização ou terapeuta mais perto de você;
- visita nossa livraria virtual (que também tem material de áudio e vídeo);
- conhece o Children's Corner [Cantinho das Crianças];
- inscreve-se para a nossa mala-direta;
- cadastra-se para receber nossa *newsletter*, nosso jornal e avisos de *workshops*;
- acessa artigos sobre focalização aplicada à psicoterapia, à medicina, à escrita criativa, ao relacionamento com crianças etc.

O Focusing Institute é uma organização sem fins lucrativos fundada em 1986. Sua missão é disponibilizar a focalização para a comunidade acadêmica e escolar e para o público geral. Nós somos uma comunidade internacional de pessoas que focalizam.

Parceiros de focalização

Muitas pessoas no mundo inteiro têm um parceiro de focalização. Elas recebem meia hora de atenção de alguém e depois lhe dão meia hora de atenção, pelo menos uma vez por semana, em horário fixo, geralmente por telefone.

As pessoas costumam focalizar os principais problemas do dia: a próxima tarefa no trabalho, experiências internas, sua vontade de se desenvolver individualmente, uma carta difícil que precisa ser escrita – ou o que elas julgarem importante.

Seus parceiros não lhes dão conselhos, não fazem julgamentos nem comentários. Nós aprendemos que as pessoas se aprofundam e dão passos criativos se o ouvinte se abstém de acrescentar qualquer coisa. Julgamentos, conselhos e comentários refletem a pessoa que os está emitindo, não quem ela está ouvindo. Seu parceiro lhe dirá sinceramente se está ou não entendendo o que você diz. Por exemplo: "Eu me dispersei. Você poderia, por favor, repetir?"

Como focalizadores, dizemos só o que queremos dizer. Podemos entrar fundo em nós mesmos com privacidade.

d. Focalização resumida

1. Clareando o espaço

Como você está? O que impede que você se sinta bem?

Não responda; deixe o que quer que venha do seu corpo se manifestar.

Não se deixe levar pelo que surgir.

Receba qualquer preocupação que aparecer. Ponha-a de lado por instantes, perto de você.

Tirando isso, você se sente bem?

2. *Felt Sense*

Escolha um problema para focalizar.

Não entre no problema. O que você sente no corpo quando pensa no problema como um todo?

Sinta o problema por inteiro, completamente, o desconforto vago ou a imprecisa sensação física dele.

3. Gancho

Qual é o teor do *Felt Sense*?

Que palavra, frase ou imagem emerge dessa sensação?

Que qualificativo se encaixaria melhor com ela?

4. Ressonando

Vá e volte entre a palavra (ou imagem) e o *Felt Sense*. Elas combinam?

Se sim, sinta essa sensação de combinação várias vezes.

Se a percepção mudar, siga-a com a sua atenção.

Quando você conseguir uma combinação ideal e as palavras (ou as imagens) descreverem a sensação perfeitamente, sinta isso por um minuto.

5. Perguntando

Pergunte-se: "O que no problema todo me deixa tão _____?"

Se você empacar, faça perguntas:
O que é pior nesse sentimento?
O que há de tão ruim nele?
De que ele precisa?
O que deveria acontecer?
Não responda; espere que o sentimento se mova e traga uma resposta.

Como você se sentiria se tudo estivesse bem?
Deixe seu corpo responder:
"O que me impede de me sentir bem?"

6. Acolhendo

Acolha o que surgir. Alegre-se por "isso" ter lhe falado.
Este é apenas um passo para resolver o problema, não o último.
Agora que você sabe onde está o problema, deixe-o e retorne mais tarde.
Proteja-o das vozes críticas que atrapalham o processo.

O seu corpo quer outra rodada de focalização ou é o momento certo de parar?

O autor

Eugene T. Gendlin, Ph.D. pela Universidade de Chicago, foi homenageado três vezes pela Associação Americana de Psicologia por ter desenvolvido a Psicoterapia Experiencial. Recebeu o primeiro dos prêmios Psicólogo Notável do Ano do Departamento Clínico e um prêmio do Departamento de Psicologia Filosófica. Ele e o Focusing Institute receberam prêmio do Departamento de Ciências Humanas em 2000. Gendlin foi fundador e editor do jornal *Psychotherapy: Theory, Research and Practice*. Seu livro *Focalização* vendeu mais de 400 mil exemplares e foi traduzido para doze línguas. Entre outras de suas obras estão: *Let your body interpret your dreams*, *Focusing-oriented psychotherapy*, *Experiencing and the creation of meaning*, *Language beyond post-modernism: saying and thinking in Gendlin's philosophy* (organizado por David Levin). Gendlin publicou inúmeros artigos e é conhecido em todo o mundo como um dos maiores filósofos e psicólogos americanos. Sua biografia completa pode ser encontrada no *site www.focusing.org*.

MISTO
Papel produzido a partir
de fontes responsáveis
FSC® C187267